Dr A. MARDELLIS

Ancien Externe des Hôpitaux de Lyon,
Ancien chef de Clinique ophtalmologique du Professeur Dor.

ÉTUDE

ANATOMO PATHOLOGIQUE ET CLINIQUE

DES

LÉSIONS DU NERF OPTIQUE

DANS LES FRACTURES DE LA BASE DU CRANE

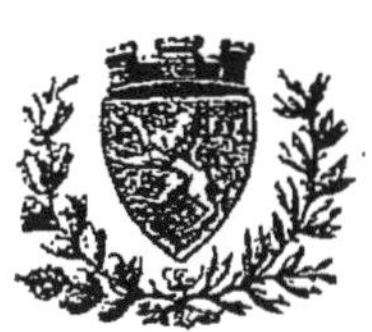

LYON

A. REY, IMPRIMEUR-ÉDITEUR DE L'UNIVERSITÉ
4, RUE GENTIL, 4

—

1900

ÉTUDE

ANATOMO-PATHOLOGIQUE ET CLINIQUE

DES

LÉSIONS DU NERF OPTIQUE

DANS LES FRACTURES DE LA BASE DU CRANE

ÉTUDE

ANATOMO-PATHOLOGIQUE ET CLINIQUE

DES

LÉSIONS DU NERF OPTIQUE

DANS LES FRACTURES DE LA BASE DU CRANE

PAR

Le Dr Alcibiade MARDELLIS

Ancien Externe des Hôpitaux de Lyon,
Ancien chef de clinique ophtalmologique du Professeur Dor.

LYON

A. REY, IMPRIMEUR-EDITEUR DE L'UNIVERSITE

4, RUE GENTIL, 4

1900

AVANT-PROPOS

Il est de mon devoir, arrivé au terme de ma scolarité, de remercier tous ceux qui ont contribué à faire mon éducation médicale. Durant mes neuf années d'études, j'ai eu la bonne fortune d'être l'élève de la majorité des maîtres Lyonnais, qui m'ont fait profiter de leur enseignement clinique en médecine, en chirurgie et en pathologie spéciale.

M. le professeur Bondet, M. le professeur agrégé Ilocque et MM. les Drs Bret et Mouisset, médecins des hôpitaux, furent mes maîtres en médecine.

M. le professeur Poncet, MM. les Drs Pollosson (M.), Rollet, Jaboulay et Vincent, chirurgiens des hôpitaux, ont été mes maîtres en chirurgie.

A l'hospice de l'Antiquaille, les professeurs Gailleton et Augagneur m'ont enseigné la dermatologie et la syphiligraphie.

Je les prie tous de croire à mes meilleurs sentiments de gratitude.

M. le Dr H. Dor, professeur honoraire de l'Université de Berne a droit à mes plus sincères remerciements.

Durant deux années, je l'ai assisté dans sa clinique privée d'ophtalmologie ; il m'a toujours guidé de ses conseils et a mis à ma disposition ses vastes connaissances ophtalmologiques, en m'initiant ainsi à cette partie toute spéciale de la médecine, qui est la pathologie oculaire.

J'ai pu apprécier, de la sorte, la grande importance de l'ophtalmoscopie, toute question de spécialisation mise à part, en matière de pathologie générale. Que de précieux renseignements nous fournit l'examen complet d'un œil ! Que de fois cet examen nous permet d'affirmer un diagnostic jusque-là hésitant, de dépister une diathèse telle que l'albuminurie ou le diabète à l'état latent, ou une affection de l'axe cérébro-spinal telle que le tabes et la paralysie générale !

De Jaeger a bien dit depuis longtemps, que les résultats des explorations ophtalmoscopique nous procurent plus d'intérêt comme médecin que comme oculiste, car ce mode d'exploration, dit-il, fournit plus de ressources pour la médecine générale que pour l'ophtalmologie.

La vieille maxime, suivant laquelle l'œil est le « miroir de l'âme », doit donc être comprise avec raison dans ce sens, que l'œil est l'expression des conditions physiologiques et pathologiques de notre organisme en entier. Cet organe, le plus délicat de nos sens, forme un ensemble clos, mais qui néanmoins se trouve constamment dans les rapports de réciprocité les plus intimes avec le reste de notre organisme et, principalement, avec nos centres nerveux.

En terminant, je tiens à remercier M. le professeur

agrégé Pic pour les soins qu'il me prodigua au cours d'une maladie.

Je serais ingrat, si j'oubliais mes anciens conférenciers : MM. les Drs Jeanin et Chapuis, maîtres de conférence d'externat ; MM. les Drs Bernoux et Planchu, maîtres de conférence d'internat. En maintes occasions, ils m'ont témoigné des marques de vive sympathie et de bonne amitié et m'ont fait profiter de leurs connaissances cliniques en me guidant de leurs bons conseils ; je les remercie de tout cœur et les prie de croire à mes sentiments bien affectueux.

INTRODUCTION

L'idée première de ce travail revient à M. le professeur agrégé Rollet. Qu'il veuille bien accepter mes remerciements pour ses bons conseils et l'affabilité avec laquelle il m'a toujours reçu.

Ce travail comprend cinq chapitres :

Dans le premier, nous donnons quelques mots d'anatomie sur la base du crâne, le nerf optique, ses gaines et son canal osseux ;

Dans le second, nous étudions le mécanisme des fractures directes et indirectes de la base du crâne.

Dans le troisième, nous traitons des lésions du nerf optique et de leur mode de production.

Dans le quatrième, nous apportons un certain nombre d'observations, les unes sans autopsie, les autres suivies d'autopsie.

Enfin le cinquième chapitre comprend l'étude clinique de notre sujet.

ÉTUDE ANATOMO-PATHOLOGIQUE ET CLINIQUE

DES

LÉSIONS DU NERF OPTIQUE

Dans les fractures de la base du crâne

CHAPITRE PREMIER

CONSIDÉRATIONS ANATOMIQUES SUR LA BASE DU CRANE, LE NERF OPTIQUE, SES GAINES ET SON CANAL OSSEUX.

Selon un usage depuis longtemps établi et qui veut que l'étude clinique d'un sujet, quel qu'il soit, soit précédée de quelques considérations anatomiques le concernant, nous allons dire quelques mots sur la base du crâne et le nerf optique, en faisant bien remarquer que nous n'avons nullement l'intention de donner une description anatomique complète ni de cette base, ni de ce nerf, description qu'on trouve dans tous les traités classiques, mais simplement faire ressortir les quelques points intéressants à notre point de vue particulier.

La base du crâne avec ses trois étages : antérieur ou orbito-ethmoïdal limité en arrière par les bords postérieurs des *apophyses Ingrassias*, moyen ou sphénoïdo-temporal limité par le bord supérieur du rocher, et postérieur ou occipito-temporal, est remarquable par le grand nombre des pièces osseuses qui la composent, son aspect irrégulier et fortement accidenté, le nombre considérable des trous, canaux et cavités qu'on y rencontre et par l'inégale répartition du tissu osseux à la fois compact ou spongieux.

Cette inégalité de répartition du tissu osseux, dont la mesure nous est donnée par la différence d'épaisseur qui varie, suivant les points de 5 à 6 ou 7 millimètres jusqu'à 1/2 millimètre seulement, et la présence de ces trous, canaux et cavités font de la base du crâne un *locus minoris resistantiæ* pour les traumatismes et en conséquence un véritable lieu d'élection pour les fractures.

Est-il besoin d'ajouter que ces particularités structurales s'appliquent tout particulièrement au rocher qui renferme l'appareil de l'ouïe et qui est parcouru par le conduit auditif interne, la caisse du tympan, le vestibule, la trompe d'Eustache et le canal carotidien.

L'étage antérieur, qui nous intéresse tout particulièrement, est formé des deux voûtes orbitaires de chaque coté, et de la lame criblée de l'ethmoïde ou voûte nasale au milieu ; il est très fragile et constitue un des sièges les plus fréquents des fractures, soit directes, soit indirectes de la base. Il nous présente en arrière, au niveau des extrémités latérales de la gouttière optique, deux orifices ou plutôt deux petits conduits destinés à livrer passage aux nerfs optiques : ce sont les canaux optiques.

Creusés dans l'épaisseur de la base des apophyses Ingrassias ou petites ailes du sphénoïde, leur grand axe nous offre une triple obliquité, se porte à la fois en avant en dehors et légèrement en bas. Comme tous les conduits, le canal optique offre aussi à considérer deux orifices et un trajet intermédiaire.

L'orifice antérieur, vu au fond de l'orbite, a un aspect régulièrement arrondi, tandis que l'orifice postérieur qui s'ouvre sur les côtés de la gouttière optique a l'aspect plutôt d'une fente à grand axe transversal, avec une grosse extrémité dirigée en dehors et une petite dirigée en dedans, prenant ainsi l'aspect jusqu'à un certain point d'une raquette et s'adaptant parfaitement à la portion intra-cranienne du nerf optique, qui est très aplatie de haut en bas comme le chiasma lui-même.

Le trajet intermédiaire aux deux orifices mesure en moyenne de 6 à 7 millimètres de longueur. Sa paroi interne très mince répond au corps du sphénoïde et au sinus homonyme creusé dans son épaisseur. Ses parois externe et inférieure sont par contre épaisses et résistantes, et répondent à la base de l'apophyse clinoïde antérieure. Quant à la supérieure ou voûte, elle est la plus mince de toutes et se continue en avant avec la voûte de l'orbite à l'aide d'une suture fronto-sphénoïdale. C'est contre cette paroi que s'appliquent le nerf optique et ses enveloppes et c'est elle qu'intéresse presque toujours le trait d'irradiation fissuraire dans les cas de fracture de l'étage antérieur.

Enfin, le canal optique est tapissé par une mince couche de périoste dont les éléments se confondent avec la gaine externe ou durale du nerf; cette adhérence existe seulement au niveau de la paroi supérieure où, en plus de ces adhérences du périoste avec la gaine externe, nous en trouvons d'autres entre cette gaine externe et la gaine interne ou piale qui enveloppe le nerf optique ; de telle sorte que ce dernier se trouve solidement attaché contre la paroi supérieure de ce canal. Ce point a une importance considérable dans la pathogénie des lésions du nerf optique, comme nous le verrons plus loin.

Par contre, la gaine durale est séparée de la paroi osseuse inférieure par du tissu connectif interposé ; de même les gaines durale et piale se trouvent éloignées par l'espace intervaginal qui se continue en rainure (en forme de croissant sur la coupe) à travers le canal optique.

Quant au nerf de la vision ou nerf de la deuxième paire il s'étend du chiasma au globe de l'œil, occupant ainsi et sucessivement les cavités cranienne et orbitaire.

Du chiasma où il prend son origine, il se dirige obliquement d'arrière en avant et de dedans en dehors, atteint le trou du canal optique qu'il traverse pour pénétrer dans l'orbite. Arrivé dans cette cavité, il s'infléchit de façon à former un coude dont la convexité regarde en dehors, suivant une direction postéro-antérieure se porte vers le globe de l'œil et le pénètre en un point qui ne répond pas exactement au pôle postérieur, car il est situé à 3 millimètres en dedans et 1 millimètre au-dessous de ce pôle.

Dans ce trajet, la longueur totale du nerf optique est de 5 centimètres environ et, quant à ses rapports, on *le divise en quatre portions*.

a) *La portion intra-cranienne* d'aspect aplati de haut

en bas mesure 10 ou 12 millimètres de long sur 5 millimètres de large et 3 millimètres de haut. Elle repose en bas sur la tente de l'hypophyse et sur la partie externe de la gouttière optique ; elle répond en haut à la partie externe de l'espace quadrilatère perforé et à la racine blanche interne du nerf olfactif ; à sa partie inféro-externe se trouvent la carotide interne et la portion initiale de l'artère ophtalmique.

b) *La portion intra-canaliculaire*, d'aspect arrondie, mesure 6 à 7 millimètres de long sur 3 millimètres de diamètre. Le nerf, dans le canal optique, est solidement uni à la paroi de ce dernier. L'artère ophtalmique qui traverse avec lui le canal optique est encore située à sa partie inféro-externe.

c) *La portion intra-orbitaire*, la plus longue de toutes, mesure 30 millimètres ; loin d'être rectiligne, elle décrit des flexuosités nombreuses, disposition qui permet au segment postérieur de l'œil de se mouvoir librement dans tous les sens, sans que ces mouvements tiraillent sur le nerf.

Dans sa traversée orbitaire, le nerf est en rapport avec les parties molles de cette cavité et tout particulièrement avec l'artère ophtalmique qui croise obliquemment sa face supérieure en se portant de dehors en dedans ; avec le ganglion ophtalmique qui s'applique contre sa face externe à l'union de son tiers postérieur avec ses deux tiers antérieurs ; avec les nerfs et les vaisseaux ciliaires disposés plus ou moins régulièrement tout autour de lui.

d) *La portion intra-bulbeuse*, extrêmement réduite puisqu'elle mesure à peine 6 à 7 dixièmes de millimètre, répond à la sclérotique et à la choroïde. A ce niveau, le nerf optique s'effile en une sorte de cône dont la pointe répond à la *lamina cribrosa*. Cette diminution du nerf relève d'une part de la disparition de la myéline autour de chacune des fibres nerveuses (ce nerf étant complètement amyélinique au delà de la *lamina cribrosa*), d'autre part, de la réduction plus ou moins considérable que subit à ce niveau le tissu névroglique du cordon nerveux.

Le nerf optique dans sa portion intra-orbitaire, récolte deux éléments importants qui sont l'artère et la veine centrale de la rétine.

L'artère centrale de la rétine, branche de l'ophtalmique, pénètre dans l'épaisseur du nerf par son coté externe et à 10 millimètres environ de la sclérotique. Ce point a son importance, car les effets de la compression seront différents, suivant qu'elle agit sur le nerf en avant ou en arrière du point de pénétration du vaisseau.

La veine centrale de la rétine accompagne l'artère homonyme dans tout son trajet et présente les mêmes rapports; elle provient de la rétine et vient à sa sortie du nerf optique se jeter dans la veine ophtalmique supérieure ou bien directement dans le sinus caverneux.

Mais un fait qui nous intéresse tout particulièrement c'est la disposition des différentes gaines qui enveloppent le nerf optique et qui circonscrivent un double espace dans lequel se produisent des épanchements séreux ou sanguins et qui ont une importance considérable en clinique.

Dans le crâne le nerf optique placé dans les espaces sous-arachnoïdiens n'est revêtu que par une enveloppe cellulo-vasculaire, prolongement de la pie-mère cérébrale. Mais au niveau du trou optique les deux autres méninges se réfléchissent sur lui et l'accompagnent jusqu'au globe de l'œil.

Les portions donc intra-canaliculaire et intra-orbitaire du nerf optique nous présentent comme le névraxe lui-même trois enveloppes concentriques ou gaines.

La première, que Donders désigna du nom de gaine externe et Krause de gaine fibreuse, est la gaine durale, simple prolongement de la dure mère cranienne avec laquelle il se continue en arrière : épaisse et résistante, elle constitue l'enveloppe la plus développée du nerf qu'elle abandonne à l'entrée de celui-ci dans l'œil pour aller se perdre sous un angle de 100 à 110 degrés dans les faisceaux longitudinaux de la sclérotique. Sappey signale dans son épaisseur l'existence d'un riche plexus de fibres nerveuses à myéline provenant des nerfs ciliaires. Sa structure fibreuse est analogue à celle de la sclérotique à son union avec cette membrane et à celle de la dure-mère au point où elle en est la continuation.

La deuxième, gaine moyenne ou arachnoïdienne très mince, est un simple prolongement de l'arachnoïde cranienne, et nous présente les mêmes caractères macro et microscopique que cette dernière. Très fine, très délicate, ells est formée par du tissu conjonctif fibrillaire dont les faisceaux s'entre-croisent à la manière d'un réseau. Ces entre-croisements délimitent des espaces ronds ou ovalaires tapissés d'un endothélium.

La troisième, c'est la gaine interne ou piale, mince et délicate, simple prolongement aussi de la pie-mère cérébrale, dont elle a tous les caractères histologiques, constitue le névrilème du nerf proprement dit. Les tentatives faites pour séparer la pie-mère d'avec le nerf n'ont pas abouti.

Entre ces trois gaines nous avons la formation des deux espaces lymphatiques dit périoptiques.

Le premier, c'est l'espace arachnoïdien ou subdural représentant ici l'espace homonyme des centres encéphaliques avec lequel il se continue ; il est situé immédiatement au-dessous de la gaine durale entre elle et la gaine arachnoïdienne. Cet espace est tapissé par un endothélium continu et est cloisonné par un système de tractus conjonctifs très fins, revêtus eux aussi des cellules endothéliales, c'est une véritable séreuse cloisonnée.

Le deuxième espace, situé en dedans du précédent, entre la gaine arachnoïdienne et la gaine piale, est l'espace sous-arachnoïdien du nerf optique ou espace intervaginal de Schwalbe. Il doit être considéré comme continuant les espaces sous-arachnoïdiens du cerveau. Comme ces derniers, il est divisé par un système de trabécules conjonctifs diversement entre-croisés en une multitude de cavités ou aréoles dans lesquels circule la lymphe.

C'est à l'espace sous-arachnoïdien du nerf qu'aboutissent directement les divers espaces lymphatiques, espaces périfasciculaires et espaces interstitiels, qui se trouvent dans l'épaisseur même du cordon nerveux.

Enfin, en terminant, qu'on veuille bien ne pas oublier

que le nerf optique avec son épanouissement, situé à proximité des centres nerveux, est le seul et unique nerf explorable sur le vivant et que l'arbre central des vaisseaux de la papille et de la rétine représente les seuls vaisseaux que l'on puisse étudier à jour et par transparence en ce qui regarde leur diamètre, leur coloration et leur contenu.

CHAPITRE II

PATHOGÉNIE DES FRACTURES DE LA BASE

Historique.

Si jamais question en médecine fut souvent agitée, débattue, discutée; si jamais question donna lieu à de nombreux travaux, à de nombreuses discussions et recherches tant cliniques et anatomo-pathologiques qu'expérimentales, c'est incontestablement la question des fractures de la base du crâne, et ce n'est point tant aux fractures directes que nous faisons allusion en disant cela, mais aux fractures indirectes, à leur mécanisme, et à leur pathogénie.

Hippocrate, le premier, fait mention des fractures indirectes ou par contre-coup dans son ouvrage sur les plaies de la tête. Ce sont, disait-il, des solutions de continuité de la boîte cranienne siégeant à un endroit autre que le point percuté.

Gallien s'élève contre la possibilité de pareilles fractures, parce que les sutures, dit-il, empêchent la violence du coup de passer d'un os à l'autre.

Après lui, des auteurs remarquables tels que Paul d'Egine, Berenger de Carpi, Guy de Chauliac ont nié l'existence des fractures par contre-coup. Il n'en est pas moins vrai qu'Hippocrate garda aussi avec lui des noms tout aussi recommandables, tels que Celse, Soranus, Scultet, Ambroise Paré, Garengeot, van Swieten.

La question en était là, lorsque l'Académie de chirurgie, sans vouloir élever le moindre doute sur leur existence, demanda qu'on établît leur théorie ainsi que les conséquences pratiques qu'on pouvait en tirer. De nombreux mémoires furent présentés et Saucerotte avec Sabouraut obtinrent le prix, après avoir dépensé au service d'une hypothèse, dit Félizet, dix fois le talent nécessaire au triomphe de la vérité.

Aran, en 1844, démontre : 1° que les fractures de la base consécutives aux traumatismes de la voûte étaient des fractures par irradiation ; 2° que jamais il ne se produit une fracture de la base sans fracture au point percuté ; 3° que l'irradiation du point percuté vers la base se fait par le chemin le plus court. c'est-à-dire en suivant la courbe du plus court rayon.

En somme, la négation d'Aran, admise catégoriquement par Follin, Richet, Kirmisson et Trelat, admise avec quelques réserves par Nélaton, Malgaigne Legouest et Tillaux, est excessive. En effet, tout en étant rares, les fractures indirectes de la base par traumatisme de la voûte existent.

Etude des fractures de la base.

Contrairement aux classiques et tout en suivant la division usitée des fractures de la base, en fractures directes et fractures indirectes, nous enrichirons le cadre des premières et cela au détriment des secondes en y faisant rentrer deux variétés de fractures jusque-là considérées, à tort, comme indirectes ; d'où la classification que nous donnons d'une façon schématique dans e tableau ci après :

1° *Fractures directes.*

    a) Fractures dont le trait commence au niveau même du point d'application de la force, ou fractures immédiates.

    b) Fractures dont le trait commence à une petite distance du point d'application de la force ou fractures médiates.

    c) Fractures résultant de l'application sur le crâne concurrement à la force traumatisante et en un point diamétralement opposé d'une force résistante et qui se fait au point d'application de cette dernière.

Ainsi donc le caractère commun de toutes ces fractures directes est de se localiser ou de commencer dans la zone de dépression produite par la force ou par la résistance.

2° *Fractures indirectes :* sont toutes celles qui se font en dehors de la zone de dépression.

a) Fractures indirectes par traumatisme ordinaire.
    1° Fractures par irradiation.
    2° Fractures par contre-coup.

b) Fractures indirectes par coup de feu.

Nous serons bref quant à l'étude des fractures directes dont la pathogénie est en somme simple, pour insister sur celle des fractures indirectes dont le mécanisme a donné lieu à un très grand nombre de théories pathogéniques.

I. FRACTURES DIRECTES

A.—Les fractures directes immédiates de la base sont relativement rares et ont pour siège de prédilection les parties mal protégées de cette dernière, telles que les étages antérieur et moyen, surtout antérieur : c'est en effet, par la voie nasale ou orbitaire pour l'étage antérieur, bucale ou zygomatique pour l'étage moyen que la pénétration de l'agent vulnérant se fait. Cet agent est presque toujours un projectile, une pointe de fleuret, un corps acéré quelconque, tel qu'une fourche, un couteau, un parapluie. Une chute d'un lieu élevé, sur le front ou sur l'orbite, un choc par un corps pesant, produirait cependant le même résultat, mais beaucoup plus rarement.

Holme cite un exemple d'une perforation de la voûte des fosses nasales par une canne pénétrant par la narine gauche : le malade succombe à une méningoencéphalite et on trouve le fer de la canne sur le côté gauche de la selle turcique. C'est là, certes, une variété de traumatisme qui ne se rencontre pas souvent. Mais il n'en est point de même de la voûte orbitaire qui, beaucoup plus exposée que la voûte nasale, est très souvent lésée par des traumatismes dirigés de bas en haut et d'avant en arrière. Ici, les parties molles de l'orbite sont forcément plus ou moins intéressées et l'œil lui-même peut être parfois compromis.

Les cas de fractures directes de la voûte orbitaire ne manquent pas; le cas de Nélaton est classique.

Duplay cite à son tour l'observation curieuse de Pamard fils : une pointe de fleuret pénètre dans l'orbite en passant entre la paroi externe et le globe oculaire, s'insinue dans la cavité cranienne par la paroi interne de la fente sphénoïdale, lacérant la partie interne du sinus caverneux, détruisant le pédoncule cérébral et venant fracturer à sa base l'apophyse cli-noïde antérieure.

Prescot-Hewet rapporte un cas de fracture par chute sur un porte-crayon ; Fischer, un autre, par le choc d'un projectile de sarbacane.

Berlin fait ressortir la grande gravité de ces frac-tures isolées de la voûte orbitaire à cause des lésions concomitantes du cerveau, des méninges ou des sinus caverneux. Sur 52 cas, cet auteur relève 41 morts.

Enfin, nous devons avoir présente à l'esprit la minceur extrême de la voûte orbitaire, surtout à sa par-tie postérieure : cette minceur nous rend compte du peu de violence nécessaire pour la briser, condition étiologique d'une certaine importance pour le diagnostic de la lésion.

C'est habituellement aussi au niveau de l'angle interne de l'œil, parfois à la paupière supérieure, à la conjonctive bulbaire, que l'on trouve la |plaie d'entrée ou la cicatrice petite, étroite, souvent cachée sous un pli de la peau.

On conçoit donc facilement, que le nerf optique puisse être lésé dans ces différents cas, soit par le corps vulné-

rant lui-même, soit, et c'est là ce qui nous intéresse,
par une esquisse osseuse détachée et venant comprimer,
déchirer, dilacérer ou simplement contusionner le cordon optique. Le nerf optique peut enfin être comprimé
par un épanchement sanguin soit intra-orbitaire, soit
intra-vaginal ou bien encore par un cal osseux, lorsque
le trait de fracture s'irradiant en arrière, intéresse la
paroi supérieure du canal optique.

Il nous reste à dire quelques mots des fractures
directes par coup de feu. Elles s'observent le plus souvent à la suite des tentatives de suicide. Ces balles produisent sur le crâne les effets les plus variés. Quelquefois, les lésions, les dégâts sont tellement considérables
qu'ils échappent à toute description.

Lorsque la force de pénétration du projectile n'est
pas très grande, comme dans le cas d'une balle morte
venant frapper un os résistant, épais, à diploë solide, il
ne se produit pas de perforation complète, mais simplement une fracture de la table interne avec lésion mé-
ningo-encéphalique.

Par contre, lorsque le projectile est animé d'une
force considérable de pénétration, comme dans les
cas de suicide où le coup est tiré à bout portant, soit
dans la bouche, soit dans la tempe ou dans l'oreille, on a
un orifice d'entrée avec parfois un orifice de sortie ou
bien seul l'orifice d'entrée existe avec fracture par
contre-coup en un point diamétralement opposé.

Toujours est-il que trois conditions interviennent
dans le mécanisme de ces fractures : la vitesse du projectile, les points du crâne qui ont été frappés et l'angle d'incidence du projectile.

De la perforation partent une série de fissures s'irradiant dans tous les sens, parfois en rayon de roue, et
allant intéresser d'autres parties, éloignées de la base.
C'est ainsi qu'une fracture de la voûte du canal optique
peut se produire.

Telles sont, d'une façon succinte, les quelques
considérations ayant trait à la première variété de nos
fractures, les fractures dites immédiates.

B. — Quant aux fractures médiates, celles dont les
traits commencent à une petite distance du point
d'application de la force, mais toujours dans la zone de
dépression, elles demandent pour se produire d'après les
recherches expérimentales de Braquehaye et Chilpault
les deux conditions ci-après : a) Contact de l'agent
traumatique avec un point particulièrement solide du
squelette cranien ; b) une grande étendue de la surface cranienne traumatisée. Ces auteurs démon-
trèrent d'autre part, par un dispositif expérimental tout
spécial et en se servant de la méthode graphique : a)
l'existence au niveau et au voisinage du point frappé
d'une dépression cranienne caractérisée, sur le graphique par une oscillation positive ; b) l'existence sur les
autres régions de la paroi cranienne d'un soulèvement
caractérisé sur les graphiques par une oscillation
négative plus ou moins accentuée.

Ainsi donc, un agent traumatisant, venant frapper
un point particulièrement solide de la ceinture basilaire, peut, si ce point résiste, produire une fracture non
loin du point frappé dans la zone de dépression produite
par le choc et aux points faibles de cette zone. De cette
façon, toute fracture qui se produit dans la zone dépri-

mée est directe, que ces traits commencent au niveau même du point percuté ou à une petite distance de ce dernier.

C. — La troisième variété des fractures directes comprend toutes celles résultant de l'application sur le crâne, concurremment à la force traumatisante et en un point diamétralement opposé, d'une force résistante, et qui se font au point d'application de cette dernière.

Ici, en effet, le crâne ne présente plus, comme dans les deux variétés précédentes, une zone unique de dépression avec soulèvement de tout le reste de la surface du crâne, mais deux zones de dépression, l'une au point d'appui de la force, l'autre au point d'appui de la résistance; seule la bande cranienne intermédiaire plus ou moins large se soulève.

Cette résistance extra-cranienne peut être due à un corps étranger ou à une pièce du squelette.

Les fractures, au point d'application d'une résistance par corps étranger, sont dues soit à un traumatisme portant sur un crâne projeté sur un plan rigide sans y appuyer au moment où il est frappé, soit à un traumatisme portant sur un crâne dont le côté non frappé appuie sur un plan résistant.

La possibilité dans ces cas, de fractures portant, soit concurremment au point d'application de la force et de la résistance, soit uniquement au point d'application de celle-ci n'est point mise en doute.

Les fractures au point d'application d'une résistance extra-cranienne produite par une pièce du squelette (branche montante du maxillaire inférieur, condyle de ce maxillaire, colonne vertébrale) ne sont pas rares.

A la suite d'un traumatisme de la voûte, ces pièces osseuses peuvent briser la base du crâne en la déprimant ou la défonçant.

Au point de vue mécanique, ces fractures résultent d'une chute ou d'un coup sur le vertex, et sont analogues à celles consécutives à une chute sur les ischions ou les genoux et dont le mécanisme intime est le même.

En effet, comme on l'a dit depuis longtemps, pour emmancher un marteau on peut, soit frapper le fer avec une masse quelconque, soit cogner par terre l'extrémité libre du manche.

Donc, les fractures limitées à la base, qu'elles résultent d'un coup, ou d'une chute sur le vertex, sont comme celles qui résultent d'une chute sur les ischions ou les genoux, des fractures par enfoncement de la colonne vertébrale vers la cavité cranienne et par dépression du plancher basilaire.

Le rôle mécanique de la colonne vertébrale, force résistante, est, relativement à cette paroi, identique au rôle mécanique de l'agent traumatisant lui-même relativement à la voûte. Toutefois, tandis que les fractures au point d'application d'une force portant sur le vertex sont ordinairement des fractures immédiates quelquefois médiates, les fractures par résistance vertébrale sont toujours des fractures médiates. Cela tient à ce que les apophyses articulaires de l'atlas, facteur direct de la lésion dans ce cas sont en rapport avec la pièce la plus solide de l'occipital, c'est-à-dire les condyles. On comprend dès lors que ce soit les parties voisines des condyles et non les condyles eux-mêmes qui se fracturent.

Les fractures médiates ainsi produites présentent cinq variétés anatomo-pathologiques.

a) Simple félure transversale coupant d'un seul côté ou des deux côtés le rebord du trou occipital dans sa partie la plus mince, c'est-à-dire en arrière des condyles

b) Au lieu de se borner à la région rétro-condylienne, le trait de fracture peut contourner d'arrière en avant et de dehors en dedans la pièce solide du condyle et venir rejoindre, tout près de son extrémité médiane antérieure, le trou occipital.

c) La pièce osseuse déprimée peut être beaucoup plus considérable, représentant parfois un véritable croissant dont le bord intérieur est représenté par le rebord du trou occipital, et le bord extérieur par le trait de fracture. On connaît un cas où le croissant se serait transformé en anneau complet, perforé au centre par le trou occipital.

d) La pression de l'atlas peut produire des lésions de l'occipito-sphénoïde situées en un ou plusieurs points isolés. Cette dissémination des lésions a pour cause anatomique la solidité exceptionnelle des parties voisines du trou occipital. (Ainsi félures des deux fosses cérébelleuses, félure demi-circulaire de la zone occipitale droite, félure transversale de la selle turcique, fente de l'apophyse basilaire.

e) Il peut y avoir simplement fracture transversale du corps du sphénoïde.

Comme nous venons de le voir, une chose importante pour nous à relever et à retenir, c'est que toutes ces variétés de fractures se localisent à l'étage postérieur et moyen laissant indemne l'étage antérieur.

Pourtant dans la fracture transversale du corps du sphénoïde, le trait peut s'irradier vers les apophyses Ingrassias en produisant une fracture du canal optique, puisque ce dernier en somme est creusé dans l'épaisseur de ces apophyses.

Nous terminons ainsi l'étude des fractures directes en faisant observer que leur caractère commun à toutes, caractère qui constitue la base de notre classification, est de se localiser ou de commencer sur la zone de dépression produite par la force ou par la résistance.

II. FRACTURES INDIRECTES

Les fractures indirectes appelées encore fractures par contre-coup ou contre-fractures sont toutes celles qui se produisent sur un point éloigné du point frappé : Nous disons volontiers toutes celles qui se produisent en dehors de la zone de dépression.

Nous avons vu dans l'historique de la question par quelles phases et quelles vicissitudes a passé la conception pathogénique si je puis m'exprimer ainsi de ces fractures. Nous y reviendrons à propos des différentes théories pathogéniques.

Les fractures indirectes de la base succèdent tantôt à des traumatismes ordinaires tels qu'une chute ou un coup porté sur la voûte, tantôt à des coups de feu. Ces deux modes de traumatisme produisent souvent le même résultat. Tantôt, et c'est le cas le plus fréquent, une fracture directe se produit au niveau du point percuté avec fracture fissuraire s'irradiant à la base, c'est la fracture irradiée de la voûte à la base ou fracture par irradiation. Tantôt, et c'est le cas de beaucoup le plus rare, une fracture directe se produit comme plus haut avec fracture indépendante de la base, c'est-à-dire sans fissure intermédiaire, sans trait d'union fissuraire entre les deux ; c'est la fracture par contre-coup dont l'existence fut mise en doute par nombre d'auteurs.

A. — Les fractures par irradiation de la base peuvent intéresser l'un des trois étages antérieur, moyen ou postérieur. Aran démontra non seulement que le trait de fracture s'irradiant de la voûte à la base suivait le chemin le plus court, la courbe du plus court rayon, mais qu'il y avait une relation entre la région du crâne qui a été frappée et le siège de la fracture de la base. Ainsi, les chocs de la partie antérieure ou frontale amènent une fracture de l'étage antérieur, tandis que ceux portant sur la partie postérieure ou occipitale et les parties latérales ou temporo-pariétales amènent une fracture les premiers de l'étage postérieur les seconds de l'étage moyen.

Parmi toutes ces fractures, celles, dont l'étude nous est particulièrement précieuse, sont indiscutablement les fractures de l'étage antérieur.

Succédant le plus souvent à des coups ou chutes portant sur la partie antérieure de la tête, le front, l'orbite ou la racine du nez, elles intéressent la lame criblée de l'ethmoide ou les voûtes orbitaires. Ces dernières sont très souvent intéressées : *Prescott-Hewet* relève sur 68 fractures de la base, 23 cas de rupture de la paroi supérieure de l'orbite, soit une proportion de 33 pour 100.

Von-Holder sur 124 fractures du crâne compte

86 fractures de la base dont 79 avec participation de la voûte orbitaire, soit une proportion de 90 pour 100, et 54 fractures des parois du canal lui-même. Schwartz, de son côté, relève sur 102 fractures 66 fractures de la voûte de l'orbite soit une proportion de 64 pour 100.

En thèse générale, ce sont des fractures fissuraires, de simples crevasses à bord très rapprochés, beaucoup plus rarement des brisures esquilleuses avec fragments plus ou moins petits, nombreux, restés en place ou détachés. Les déchirures de la dure-mère peuvent manquer, elles sont habituellement petites et souvent sans aucun rapport avec la lésion osseuse.

La fissure coupe d'ordinaire l'arcade orbitaire vers son milieu et, dans la très grande majorité des cas, au niveau du trou sus-orbitaire, puis, après avoir traversé le plafond de l'orbite d'avant en arrière, en dehors de la lame criblée, elle s'arrête soit au trou optique, soit dans la partie interne de la fente sphénoïdale. Félizet a remarqué d'ailleurs, depuis longtemps, que le trou optique est souvent intéressé dans les fractures de la base.

C'est presque toujours la paroi supérieure du canal optique qui est lésée, quelquefois aussi la paroi interne. La fissure, en effet, se bifurque souvent pour fournir deux branches, dont l'une court sur la paroi supérieure pendant que l'autre se porte sur la paroi inférieure ou bien interne, atteignant dans ce cas la lame papyracée. Le trait de fracture peut aussi contourner l'apophyse clinoïde antérieure à sa base, en passant par son côté externe.

Cette fissure antéro-postérieure passe très facilement d'un des côtés de l'étage antérieur à l'autre, intéressant la lame criblée, mais seulement dans sa moitié postérieure, passant presque constamment en arrière de la crête située au-dessus du trou borgne. Il existe une petite région naso-frontale, qui échappe au traumatisme dans la grande majorité des irradiations du front. Ainsi, une fracture du front, dont le point de départ est sensiblement sur la ligne médiane, tantôt divise l'arcade et le plafond orbitaires d'un côté et s'irradie vers l'autre orbite à travers la lame criblée de l'ethmoïde, tantôt se ramifie au-dessus de la bosse nasale et ses deux branches coupent à droite et à gauche les arcades orbitaires.

Toujours est-il que, d'après les recherches de de Hölder, le canal optique est intéressé dans les fractures de la base du crâne, dans une proportion de 64 pour 100 des cas, et sur 54 fractures de ce canal, cet auteur note 42 fois un épanchement sanguin dans la gaine du nerf optique.

Ces épanchements sanguins sont uni-ou bilatéraux. et jamais de Hölder ne les a rencontrés sans fracture du canal osseux. Nous reviendrons plus loin sur ces épanchements sanguins, sur leur mécanisme et sur leur importance, au point de vue clinique.

La conclusion à tirer de tout cela, c'est l'extrême fréquence des lésions du canal optique, dans les fractures de l'étage antérieur. Quant aux fractures irradiées à l'étage moyen, elles sont les plus communes de toutes les fractures par irradiation. Sur un relevé de 60 cas. Prescott-Hewet note 53 cas de fracture de la fosse moyenne.

Ces fractures intéressent fréquemment le rocher, et la solution de la continuité est tantôt parallèle à son axe, tantôt perpendiculaire, tantôt oblique.

Les fractures parallèles à l'axe du rocher sont les plus fréquentes. Le rocher, dit Duplay, se divise en deux moitiés inégales, une antérieure petite, une postérieure beaucoup plus grande. Mais la brisure ne s'arrête pas toujours au niveau du trou déchiré postérieur, elle atteint aussi le corps du sphénoïde qu'elle peut même franchir pour suivre la même direction dans la fosse sphénoïdale du côté opposé.

Les fractures obliques ou perpendiculaires à l'axe du rocher, beaucoup plus rares que les précédentes, succèdent à des chocs portés sur la région occipitale ; la fracture perpendiculaire est exceptionnelle et elle siège près du sommet en dehors du trou auditif interne. Elles sont pourtant intéressantes pour nous ces deux variétés oblique et perpendiculaire, car elles peuvent franchir les limites de l'étage moyen et gagner l'étage antérieur par trois voies : a) par le corps du sphénoïde ; b) par le trou optique et la fente sphénoïdale ; c) ou bien par une partie de la base située plus en dehors (Kœnig).

En conséquence, si les canaux optiques sont surtout intéressés à la suite des fractures irradiées de l'étage antérieur, ils peuvent tout aussi bien être lésés à la suite de fractures irradiées de l'étage moyen, mais beaucoup plus rarement.

Si nous voulons bien nous rappeler la relation qui existe, comme l'a démontré Aran, entre la région du crâne qui a été frappée et le siège de la fracture de la base, nous arriverons à cette conclusion logique que c'est dans les traumatismes, coups, ou chutes portant sur les parties antérieure ou latérale du crâne qu'on aura à craindre des troubles visuels par lésion des canaux optiques, avec cette restriction, bien entendu, que ces troubles visuels peuvent aussi être le résultat d'une lésion du chiasma ou des bandelettes optiques.

Quant aux fractures irradiées de l'étage postérieur, nous n'avons que peu de chose à en dire : suite d'un coup ou d'une chute sur la partie postérieure ou occipitale de la tête, le trait fissuraire va, du point percuté, gagner le trou occiptal pour atteindre la selle turcique soit en traversant le rocher, soit en suivant la suture sphéno-petrée. Ces fissures ne franchissent jamais transversalement la crête occipitale. Trélat et Félizet ont insisté sur l'immunité spéciale dont jouit, dans ces traumatismes la zone qui borde le trou occipital et qu'elle doit peut être à la densité et à l'épaisseur du tissu osseux qui le constitue. Telles sont sommairement considérées les fractures par irradiation de la base du crâne.

B. — Et maintenant qu'avons-nous à dire des fractures de la base par contre-coup? De ces fractures indépendantes comme les appelait Trélat ? Sommes-nous en droit de mettre en doute leur existence ou même de les nier complètement comme l'a fait Aran et, avec lui toute une pléiade de cliniciens et d'expérimentateurs ? Ne devons-nous pas tenir compte de l'existence d'une vingtaine d'observations avec pièces anatomo-pathologiques qui nous démontrent d'une façon péremptoire l'existence de ces fractures ?

Trélat, que nous citons plus haut, n'était pas bien

convaincu de l'existence de ces fractures par contre-
coup; puisque, en 1884, parlant de ces dernières il disait :

« Ces fractures étaient indépendantes, cela est vrai,
elles n'en semblaient pas moins être le prolongement
d'une fissure qui s'est arrêtée à un point donné pour
reparaître un peu plus loin. En conséquence, ce qui
fait, disait-il, qu'elles sont indépendantes, c'est qu'elles
sont séparées de cette fissure par une petite portion de
substance intacte. »

Desprès même ajoute :

« Peut-être que si l'on cherchait bien l'on trouverait
que cette interruption du tracé n'est pas aussi réelle
qu'elle en a l'air et que seule la table que l'on a sous
les yeux est intacte, l'autre étant fissurée »

Félizet, de son côté, dit qu'on ne doit citer les
contre-coups que pour mémoire.

Sappey, par contre, se montre disposé à croire à
l'existence de ces fractures, tandis que Tillaux, Richet
et autres les nient absolument.

Les résultats expérimentaux obtenus par Maurice
Perrin et les nombreuses pièces anatomiques qu'il
présenta à la *Société de Chirurgie*, en 1878, montrent
d'une façon indiscutable, qu'une solution de continuité
peut se produire en dehors du point percuté.

Sans aller donc plus loin et sans vouloir faire l'historique complet de la question nous voyons d'après ce
qui précède combien les opinions sont partagées.

Les causes de ces fractures sont, comme toujours,
tantôt un traumatisme ordinaire, coup ou chute sur la
tête, tantôt un coup de feu. Dans l'un comme dans
l'autre des deux cas, lorsque la fracture par contre-coup

se produit elle peut intéresser un point quelconque de la base osseuse, quelquefois même plusieurs points sont intéressés à la fois ; eh bien ! un fait d'une importance considérable qui ressort de l'examen d'un certain nombre de cas, soit cliniques, soit expérimentaux, c'est la fréquence extrême des fractures des voûtes orbitaires,

Ainsi, sur 10 fractures indirectes par traumatisme ordinaire, 1 fois la fracture siège dans la fosse occipitale, 2 fois le rocher est coupé à sa partie moyenne et 9 fois soit conjointement avec les lésions précédentes, soit isolément, les voûtes orbitaires sont fracturées.

De même, sur 23 fractures par coup de feu produites accidentellement ou expérimentalement, nous trouvons :

    1 disjonction de l'écaille temporale ;

    1 fracture de la fosse occipitale droite ;

    1   —   perpendiculaire du rocher et

  22   —   des voûtes orbitaires.

Ainsi donc, le point dominant de ces fractures indirectes, c'est leur localisation si fréquente au niveau des voûtes orbitaires ; peut-être cette localisation reconnaît-elle pour cause la minceur extrême de ces voûtes et leur fragilité. Toujours est-il que ce sont le plus souvent des fractures esquilleuses intéressant l'un ou les deux orbites à la fois. Notons cependant que quelques caractères différentiels existent, suivant que la fracture est due à un traumatisme ordinaire ou à un coup de feu.

Ainsi sur les 9 cas de fractures des voûtes orbitaires par traumatisme ordinaire signalés plus haut, 4 fois elles affectent le caractère d'un éclatement des parties centrales, 5 fois elle part du rebord sphénoïdien postérieur au point faible existant près de son extré-

mité externe ; dans tous ces cas presque, on note le
relèvement des fragments, parfois considérable du côté
de la cavité cranienne et la précipitation dans celle-ci,
à la suite du fragment ou du clapet osseux, de la graisse
de l'orbite, absolument comme si la fracture avait eu
pour cause une brusque augmentation de pression du
contenu de la cavité orbitaire.

Les faits expérimentaux de Hermann contrôlent ces
données :

D'autre part, sur les 22 cas des fractures des voûtes
orbitaires par coup de feu, 20 fois elles se limitent au
centre d'une des voûtes ou au voisinage de la lame
criblée de l'ethmoïde. Une fois leur trait se perd au
trou optique, une fois se prolonge à travers la fente
sphénoïdale avec une fracture de l'étage moyen. Jamais
il n'affecte ce caractère si commun aux fractures indirectes du traumatisme ordinaire, de partir du rebord
orbitaire postérieur en son point externe faible.

En plus, tandis que dans les fractures indirectes
nous avions noté la constante saillie des fragments
dans la cavité cranienne, ici nous notons la saillie tantôt
dans ce sens, tantôt dans la cavité orbitaire. Il semble
même que, dans certains cas, il y ait eu impulsion en
ces deux sens successivement : le fragment osseux a
déprimé la graisse orbitaire et celle-ci glissant au-
dessus de lui est allé faire hernie dans la cavité cranienne.

Il est donc aisé de comprendre que dans ces fractures
par contre-coup de la base où, si souvent les voûtes orbitaires sont endommagées, avec parfois fracture fissuraire s'irradiant jusqu'au trou optique, il est aisé, dis-

je, de comprendre que le malade puisse accuser des troubles oculaires par lésion des nerfs optiques qui, comme dans les fractures, soit directes, soit indirectes, mais par irradation, peuvent être, soit simplement comprimés par un épanchement sanguin ou par une esquille osseuse ou par un cal volumineux, soit déchirés ou dilacérés par cette même esquille osseuse.

Mieux encore, nous arrivous à cette conclusion bien générale, savoir que, toutes les fractures de la base directes ou indirectes, peuvent être cause de troubles oculaires par lésions des nerfs optiques.

<h3 align="center">Quelles sont les différentes théories
pathogéniques.</h3>

Dans les fractures indirectes par traumatisme ordinaire, nous avons deux théories pathogéniques à considérer :

1º La théorie des vibrations propagées, la plus ancienne de beaucoup, est aussi celle de l'Académie de chirurgie. Universellement adoptée autrefois, alors qu'on regardait toutes les fractures de la base du crâne comme des fractures indirectes, reste-t-elle encore applicable aujourd'hui aux rares observations qu'il est encore possible de faire rentrer dans cette variété.

Le crâne, d'après cette théorie, est comparé à un solide géométrique, un sphéroïde, et l'ébranlement communiqué à un point de sa voûte par un corps vulnérant de grande surface, se propage à toute son étendue et fracture même les points éloignés du choc qui présentent une résistance inférieure à la force du mouvement communiqué.

Mais, nous savons aujourd'hui que le crâne n'est pas un sphéroïde, et cette objection à elle seule suffit pour rejeter sans plus amples informés, la théorie des vibrations propagées.

Naucrède apporte une modification à cette théorie, suivant laquelle les vibrations propagées, au lieu d'agir sur les points faibles de la base, agiraient sur les points épais et solides, parce qu'elles y subissent une amplification proportionnelle à l'épaisseur des tissus : c'est une supposition, disent Bracquehaye et Chipault, absolument gratuite, et qui repose sur deux idées fausses.

a) La première, d'ordre anatomique, c'est que les fractures indirectes de la base siègent sur les parties plus fortes, alors qu'elles siègent toujours sur les parties faibles.

b) La seconde, d'ordre mécanique, c'est que des vibrations passant d'une partie mince à une partie plus volumineuse, subissent une amplification, alors que le contraire est vrai.

2° La théorie du cône de soulèvement proposée par Vincent attribue les fractures indirectes de la base au cône de soulèvement qui se fait à l'opposite du cône de dépression produit par le traumatisme. On admet, dit-il, qu'un cône de soulèvement ne peut se produire du côté de la base du crâne qui présente une résistance absolue et soutenue par la colonne vertébrale. En admettant cela pour les deux tiers postérieurs, il n'en est cependant pas de même pour l'étage antérieur qui est placé en dehors de l'action du rachis. Cette tige ne

peut en aucune façon empêcher un cône de soulèvement
de se produire, surtout en tenant compte de la fragilité
des os, qui sont la lame criblée ethmoïdale et les voûtes
orbitaires.

Cette théorie de Vincent, quoique séduisante, ne résiste pas à l'examen des faits. En effet, les fractures indirectes de la base s'accompagnent constamment d'une
propulsion des fragments vers la cavité cranienne, in-
compréhensible si l'on admet que ces fractures résultent
d'un cône de soulèvement.

Les deux théories en somme paraissent insuffisantes :
c'est pourquoi Bracquehaye et Chipault pratiquèrent
une série d'expériences dans le but d'en découvrir, si possible, une susceptible de les suppléer. Nous ne voulons
pas entrer dans les détails de leur technique opératoire
expérimentale, qui nous entraîneraient trop loin, et nous
nous contenterons d'enregistrer les résultats obtenus.

Le traumatismes, disent-ils, portant sur la coupole
du vertex sans la fracturer, provoquent une poussée
vers l'extérieur des voutes orbitaires dont la concavité
diminue.

Les traumatismes portant sur la coupole du vertex
en y déterminant une fracture irradiée, ou portant sur
la ceinture osseuse péri-basilaire, provoquent en même
temps qu'un soulèvement de toute la périphérie de cette
ceinture à l'exception de la partie traumatisée, une
augmentation des courbures des voûtes orbitaires et
sans doute aussi des autres segments angulaires qui,
disposés autour du corps du sphénoïde, composent la
base du crâne, augmentation très marquée sur le segment correspondant au pôle cranien opposé au coup.

Ainsi, d'après eux et les résultats de leurs recherches, les fractures indirectes par traumatisme ordinaire sont dues au resserrement en éventail des segments angulaires de la base sur lesquels ils se produisent : c'est leur théorie du resserrement en éventail.

Pour les fractures indirectes par coup de feu, trois théories pathogéniques se partagent les faveurs des différents auteur.

1° La théorie de l'éparpillement fragmentaire du projectile, dont les fragments venant frapper la face interne du crâne la repousseraient vers l'extérieur ; or il est démontré aujourd'hui que l'éclatement du crâne se produit même avec des projectiles de cuivre qui gardent absolument leur forme. D'autre part Förster par des expériences très démonstratives démontra que, même avec des projectiles de plomb qui se fragmentent, que ce soit par fusion, par division mécanique ou par la force de rotation, les fragments produits n'ont pas une force suffisante pour produire un éclatement du crâne. Donc, il nous est impossible d'expliquer l'expansion cranienne par le simple éparpillement fragmentaire du projectile.

2° La théorie du cône d'air chassé, d'après laquelle l'expansion du crâne serait due à l'action du cône d'air chassé par le projectile : ce serait « le projectile air » qui avant l'arrivée de la balle en contact de la boîte osseuse, perforerait celle-ci : le résultat serait identique à celui qu'on obtiendrait en injectant sous forte pression une quantité d'air dans une cavité close. Mais alors, pourquoi les balles de plomb tirées sur un crâne s'écrasent-elles par leur partie antérieure et pourquoi les

effets d'éclatement ont ils été beaucoup plus considérables dans les expériences de Kocher lorsqu'il tirait sur
une boîte de tôle remplie d'eau que lorsqu'il tirait sur
une boîte analogue remplie de sable ou d'air? La théorie
de l'augmentation de la pression gazeuse ne saurait
expliquer ni cette constatation ni cette différence.

3° Théorie de la pression hydrostatique, proposée dès
1874 par Busch, et dont le rôle était basé sur le prin-
cipe de Pascal « qu'une balle qui pénètre dans le crâne,
détermine une augmentation brusque et considérable de
la pression intra-cranienne et cette pression se transmet
de suite avec une force égale sur toute l'étendue de la
paroi osseuse. »

De prime abord, tout semble favoriser cette nouvelle hypothèse.

Les expériences de Köscher sur des baignoires fer-
mées d'un côté par une peau de tambour, puis sur des
boîtes de tôle, les unes vides, les autres remplies ; les
expériences de Heppner et Garfinthel sur des crânes : enfin, et surtout, les expériences de Rücker
qui, le premier, réussit à produire des fractures indirectes de la base par coup de feu. Ce dernier fit ses
expériences sur des crânes trépanés, des crânes injectés
et des crânes non injectés.

Sur les crânes trépanés, la substance cérébrale jaillissait par le trou du trépan et, si cet orifice était fermé
par un bouchon, le bouchon jaillissait à une distance
souvent considérable.

Sur les crânes non injectés, il obtenait tout simplement des félures partant des orifices d'entrée et de sortie.

Enfin sur les crânes injectés, il obtenait toujours des fragments osseux plus ou moins mobiles très nettement projetés de dedans dehors et quelquefois des fractures indirectes identiques aux .fractures indirectes accidentelles.

Mais Chauvel fait observer avec raison que la théorie de la pression hydrostatique était incompatible avec les cas non douteux où des fragments isolés par les traits d'une fracture indirecte étaient rejetés non pas vers l'extérieur mais vers l'intérieur de la cavité cranienne.

A la même époque, Bergmann rapporte des exemples de fractures indirectes sans pénétration de la balle dans la cavité cranienne et nie que dans ce cas l'augmentation de la pression hydrostatique pût être suffisante pour déterminer des fractures indirectes.

Bracquehaye et Clipault se sont demandé quelle était la raison de ces irrégularités apparentes, et après avoir établi pour les fractures indirectes par traumatisme ordinaire, leur théorie de resserrement en éventail des segments basilaires, pensèrent que ces irrégularités relevaient peut-être d'un resserrement angulaire analogue. Ils ont eu recours de nouveau à l'expérimentation et voici leurs conclusions :

Pour les fractures indirectes par coup de feu avec pénétration, on doit admettre la théorie de la pression hydrostatique qui explique parfaitement leur localisation aux centres des voûtes orbitaires avec projection des fragments vers la cavité orbitaire.

Pour les fractures indirectes par coup de feu sans pénétration, on admettra une théorie mixte qui, tout en laissant à cette pression une pareille valeur, fait

jouer un rôle parallèle au resserrement en éventail des
fragments basilaires. Ce rôle explique qu'alors les
fragments osseux puissent être en tout ou en partie
projetés vers la cavité cranienne quoique moins franchement que dans les fractures indirectes par traumatisme ordinaire, où ce resserrement est, nous l'avons
vu, le seul facteur pathologique.

CHAPITRE III

PATHOGÉNIE ET ANATOMIE PATHOLOGIQUE
DES LÉSIONS DES NERFS OPTIQUES

De quelle manière donc et par quel mécanisme le nerf optique peut-il se trouver lésé dans une fracture de la base du crâne ?

Quelles sont les lésions ainsi produites, qu'elles soient immédiates ou bien tardives?

La solution de ces deux problèmes a depuis fort longtemps déjà exercé la sagacité des cliniciens de toute époque.

En effet, le mode d'action de traumatisme sur la vitalité et le fonctionnement d'un conducteur nerveux est très variable et très diversement interprêté. Le nerf, voisin d'un trait de fracture, peut être, suivant les cas, rompu, déchiré, contusionné ou comprimé par un fragment déplacé, une esquille, une hémorragie : on observe alors des troubles précoces contemporains du traumatisme ; mais l'apparition de ces troubles peut se faire attendre : alors on explique leur production par la compression du tronc nerveux au niveau du cal qui sert à la consolidation de la fracture.

Il n'en est pas moins vrai qu'avant d'en arriver là,

les anciens auteurs, privés des moyens d'investigation dont nous disposons aujourd'hui et surtout de l'ophtalmoscope, émirent, pour expliquer les amblyopies et amauroses traumatiques, qu'ils connaissaient déjà et dont ils possédaient des exemples, émirent, dis-je, des théories fort nombreuses, dont quelques-unes n'ont gardé qu'une valeur purement historique.

C'est ainsi qu'Hippocrate le premier, Morgagni, Vicq d'Azyr, Dupuytren, Boyer, Ribes et autres après lui, crurent pouvoir à tour de rôle incriminer les lésions du cerveau et de ses enveloppes, la commotion du nerf optique, la commotion de la rétine ou bien encore les lésions des nerfs de la cinquième paire, lésions qui agiraient, d'après eux, par action réflexe sur le nerf de la vision. Cette dernière hypothèse eut pour résultat la formation d'une classe d'amauroses et d'amblyopies tout à fait à part, nous voulons parler des amauroses et des amblyopies réflexes ; cette catégorie d'amauroses fit une fortune rapide, car elle eut vite fait de conquérir les faveurs de la presque totalité des cliniciens de cette époque. C'était pour eux une véritable planche de salut, En effet, à une époque où l'ophtalmocospe n'était pas connu, on définissait encore l'amaurose sans lésions externes visibles de l'œil, une affection, dans laquelle le malade ne voyait rien et le médecin non plus. Cette théorie leur permettait donc d'expliquer toutes les amblyopies et amauroses dont l'interprétation clinique et anatomique leur était impossible.

Mais il n'en est plus de même aujourd'hui : depuis, en effet, l'emploi de l'appareil d'Helmoltz, on a pu voir que la plupart de ces amauroses, *sine materia*, recon-

naissait bel et bien pour cause un substratum anatomique, une lésion soit des membranes profondes de l'œil,
soit de la papille optique (œdème ou atrophie) :

En 1842, dans sa thèse de concours, Chassaignac rapporte l'observation d'un vieillard qui, à la suite d'une
fracture de l'un des pariétaux, resta aveugle ; à l'autopsie, il trouva une fracture du sphénoïde dont les
bords comprimaient les nerfs optiques.

Galezowski, en 1872, dans son travail *sur les atrophies papillaires* étudiant les amauroses traumatiques,
les attribue à une lésion du nerf optique et les classe
comme fréquence, immédiatement après les atrophies
cérébro-spinales.

Richet, en 1877, enseigne que l'amaurose traumatique
est due à un rétrécissement du trou optique, déterminé,
soit par une fissure de l'orbite allant au trou optique et
détachant une esquille qui comprime le nerf, soit par
une hémorragie de la gaine du nerf optique étouffant
les tubes nerveux, soit encore par un cal osseux.

Enfin, les recherches de Holder, Berlin, Leber, sur
les amauroses consécutives aux traumatismes de la
base, confirment pleinement l'opinion de Richet.

Senator rapporte que deux des quatre malades qu'il
vit guérir des fractures de la base présentèrent plus
tard de l'ambliopie. L'un des blessés devint aveugle
par atrophie blanche de la papille (obs. I), l'autre
recouvra complètement la vue (obs. IV); *Reid, Booves,
Horseleg* ont signalé des cas analogues.

Ce sont donc les fractures de l'étage antérieur, soit
directes, soit indirectes, qui produisent les lésions du
nerf optique; nous disons directes et indirectes, car, Aran

avait cru, bien à tort, que les fractures directes seules devaient s'accompagner des lésions de ce nerf; par contre, les travaux et recherches de Félizet et Maurice Perrin démontrent d'une façon évidente que le canal optique est très souvent intéressé dans les fractures indirectes ou par contre-coup, caractérisées le plus souvent par un trait antéro-postérieur, allant intéresser la voûte de ce canal. Or, le nerf optique, comme nos l'avons vu dans notre chapitre des considérations anatomiques, traverse le conduit optique directement en contact avec sa paroi supérieure, celle précisément qui est le siège d'élection de ces traits fissuraires ; on conçoit donc facilement que le nerf soit intéressé dans ce cas et, de fait, la clinique vient à l'appui de l'expérimentation et des considérations anatomiques.

En définitive, d'après ce qui précède et après une analyse minutieuse des différentes observations que nous avons pu recueillir, nous croyons pouvoir conclure que le conducteur optique peut se trouver lésé dans les conditions suivantes.

1° **Compression ou déchirure par une esquille osseuse.** — La lésion du nerf optique par une esquille ne doit pas être très fréquente, si nous voulons bien nous rappeler que les fractures des voûtes orbitaires sont le plus souvent de simples crevasses à bords très rapprochés, mais cela ne veut point dire que les fractures esquilleuses ne s'y rencontrent pas, elles seraient même assez fréquentes dans les fractures directes et les fractures par contre-coup.

Qu'un fragment osseux détaché vienne faire saillie

dans l'orbite, il pourra, suivant son siège, intéresser
le nerf optique à un point quelconque de son parcours,
savoir : soit dans sa portion intra-orbitaire, soit dans
celle qui répond au canal optique. Cependant, la portion intra-cranienne du nerf n'est point à l'abri d'une
compression par esquille osseuse, représentée ici le
plus souvent par l'apophyse clinoïde antérieure complètement ou incomplètement détachée.

La compression au niveau du canal optique est la
plus fréquente : le fragment, agent actif de la compression, est produit aux dépens de la paroi supérieure,
quelquefois de la paroi interne, ou bien encore les deux
parois y participent à la fois. La raison anatomique de
cette participation pourra se trouver dans leur très
grande fragilité, par rapport aux parois inférieure et
externe beaucoup plus solides.

Le trait de fracture antéro-postérieur, arrivé au niveau du trou optique, peut se bifurquer, fournissant
ainsi deux branches : l'une supérieure, simple continuation du trait principal qui court sur la paroi homonyme, l'autre interne qui contourne la paroi interne
et inférieure, d'où isolement d'un petit fragment d'aspect plus ou moins triangulaire, qui peut, soit simplement comprimer le cordon nerveux, soit, agissant à la
façon d'un instrument à la fois piquant et tranchant,
déchirer le nerf et ses gaines ; quelquefois même, la
section complète du cordon peut s'observer.

La transmission alors des impressions lumineuses
se trouve plus ou moins complètement interrompue,
tandis que, et ce fait a son importance, la circulation
centrale continue son cours.

C'est ainsi que la papille ne subit aucune modification immédiate et, ultérieurement, malgré l'atrophie de cette dernière, l'artère et les veines centrales de la rétine restent intactes ; cela tient à ce que la lésion a intéressé le nerf avant que celui-ci ait reçu les vaisseaux dans son centre.

L'artère ophtalmique, quoique en rapport intime avec le nerf et les parois du canal n'est que rarement blessée par l'esquille, cependant les cas d'anévrysme ou de thrombose de l'artère ophtalmique ne sont pas rares ; se trouvant en dehors et au-dessous du nerf, elle passe au dessus de lui après sa sortie du canal optique. Mais, si elle n'est jamais comprimée directement, elle peut l'être par l'intermédiaire du nerf, elle luttera cependant grâce à ses pulsations incessantes, soulèvera l'esquille et se fera une place convenable avant que la formation du cal ne vienne fixer définitivement le fragment séparé. C'est par cette compression de l'artère opthalmique que nous nous expliquons un amincissement de l'artère centrale.

Lorsque l'esquille se détache à 15 ou 20 millimètres en avant du trou optique, la compression porte alors sur la portion intra-orbitaire du nerf et en avant du point d'entrée de l'artère centrale ; quelquefois même, on peut voir le cordon nerveux tendu et à cheval sur l'esquille osseuse à la façon d'une corde de violon sur son chevalet. La compression, à ce niveau, contrairement au cas précédent, se fait sentir, non seulement sur les fibres nerveuses dont il abolit la conductibilité, mais aussi sur les vaisseaux qui passent au milieu d'elles, d'où phénomènes de stase papillaire. Le sang pénètre difficilement dans la partie terminale de l'artère centrale, aussi les branches, qui émergent du centre de la papille, paraissent minces, pâles et affaissées : de son côté, la veine, dont le calibre est rétréci au niveau du point comprimé, ne peut plus dégorger assez vite le sang qu'elle reçoit des capillaires rétiniens, elle devient alors noirâtre, tortueuse, gonflée, une suffusion séreuse s'étend le long des vaisseaux et les capillaires se rompent donnant lieu à de petites hémorragies.

Ainsi donc une seule et même cause, la compression, produit les mêmes effets sur les tubes nerveux, mais des effets différents sur la circulation centrale selon son point d'application.

En plus cette compression, exercée per une esquille osseuse détachée des parois soit du canal optique, soit de l'orbite, ne peut atteindre le nerf qu'après sa sortie du chiasma ; elle peut être immédiate et agir sur toute la circonférence du nerf, pris entre deux plans osseux ; elle durera autant que la lésion qui l'a produite et sera définitive dès que le cal aura soudé l'esquille. L'amaurose sera dans ce cas unilatérale, immédiate, complète et persistante. Fort heureusement, il n'en est pas toujours ainsi, et ces caractères sont trop généraux pour ne pas souffrir quelques exceptions. En effet, l'amaurose n'est pas toujours complète, car il arrive souvent que l'esquille ne déchire pas le nerf ou ne le comprime que dans une partie de son diamètre ; quelquefois encore le fragment osseux, détaché à quelque distance du sommet de l'orbite, n'est pas assez volumineux pour appliquer ce nerf contre la paroi osseuse opposée, il le repousse et le tend, comme nous l'avons dit plus haut, comme le chevalet tend les cordes d'un violon.

Dans ce cas les fibres nerveuses en contact avec l'esquille sont seules étouffées et vouées à l'atrophie ; la partie du champ visuel, correspondante à l'épanouissement de ces fibres dans la papille et la rétine, sera seule supprimée : au lieu d'une amaurose, on aura donc un rétrécissement du champ visuel, autrement dit un scotome. Faisons remarquer encore que le nerf optique peut se trouver comprimé dans sa portion intra-cranienne par l'apophyse clinoïde antérieure, détachée de sa base soit par une fissure qui la contourne sur son côté externe, soit par le corps vulnérant lui-même. le plus souvent une pointe de fleuret, venan butter contre elle.

2° Compression par le cal de consolidation.— La compression du nerf optique par un cal osseux nous permet d'expliquer les cas où l'amblyopie est un accident tardif, faisant son apparition plusieurs semaines ou plusieurs mois après l'accident. Admise aujourd'hui, cette compression ne l'était pas autrefois, pour la raison bien simple que Houel, Malgaigne et autres niaient d'une façon absolue la réunion des fractures des os du crâne à l'aide d'un cal osseux. Mais en 1885 par de nombreux travaux, Richet démontra le mal fondé de cette opinion et depuis la consolidation des fractures des os du crâne par un cal est universellement admise.

L'esquille osseuse peut, soit par son petit volume, soit par sa position, n'atteindre le nerf optique que d'une façon insuffisante pour le comprimer, mais le

perioste, resté adhérent au fragment, continue à sécré-
ter les éléments nécessaires à la réparation de la
fracture, le cal se forme et vient appliquer plus éner-
giquement l'esquille contre le nerf ou rétrécir tout
simplement le calibre du canal optique.

La marche des troubles visuels est dès lors liée aux
variations du cal. Si celui-ci s'accroît, devient volu-
mieux et persiste dans cet état, l'amaurose s'installe
progressivement et finit par devenir complète et persistante.

Si, par contre, sous l'influence du temps ou du traitement, le cal, se résorbe en partie ou en totalité,
l'amaurose peut s'améliorer et même disparaître complètement.

3° **Compression par un épanchement sanguin.** — L'épanchement sanguin est un accident fréquent des fractures de la base. Arrivant immédiatement
après l'accident, ces collections sanguines siègent dans
le crâne ou dans l'orbite, hors de la gaine du nerf
optique ou dans l'espace intra-vaginal de ce dernier et
peuvent amener une perte soudaine de la vision.

Mais, nous rencontrons ici des conditions bien plus
favorables à une amélioration et même à une guérison
complète par la résorption possible du liquide, si les
fibres nerveuses ne sont pas absolument détruites;
d'autre part, la nature de la violence exercée sur e
nerf visuel nous permet de comprendre qu'au lieu
d'une cécité absolue et définitive, nous ne rencontrions
qu'une amblyopie relative avec rétrécissement du

champ visuel, troubles qui, suivant le siège de l'épanchement, seront uni- ou bilatéraux.

L'épanchement sanguin intra orbitaire doit être très
considérable pour arriver, à lui seul et sans l'aide
d'une compression esquilleuse concomitante, à produire
la compression du conducteur optique. Comme cet
épanchement ne peut comprimer le nerf, sans comprimer les vaisseaux qui passent à son centre, la stase
papillaire est la règle.

En consequence, une hémorragie intra-orbitaire, qui
n'est pas accompagnée de phénomènes de stase de la
papille, sera considérée comme cause adjuvante et
passagère, plutôt que comme cause réellement efficiente
de la compression, celle-ci étant due plutôt à une
esquille osseuse.

*L'épanchement sanguin ou séro-sanguin intra-vagi-
nal* est, en tant que cause de compression du nerf
optique, infiniment plus important et mérite une étude
détaillée.

La cécité soudaine, dit Abadie, reconnaît souvent
pour cause une hémorragie, se produisant d'abord au
niveau du chiasma, fusant de là entre les deux gaines
du nerf qu'il comprime, et abolissant la vision.

Les gaines forment autour du nerf un manchon
fermé du côté de l'œil, mais ouvert et rétréci du côté du
canal optique, et elles se trouvent réunies par des tractus
conjonctifs nombreux. Quant au canal optique lui-
même, il est exactement rempli par le périoste, le nerf
et ses enveloppes et par l'artère ophtalmique : cette disposition fait qu'un liquide ne peut passer dans l'espace
intra-vaginal, sans être poussé par une force quelconque.

Dans les expériences que Mantz fit, en 1870, pour prouver la perméabilité de l'espace de Schwalbe, cette force est représentée par la pression que le piston de la seringue exerce sur le liquide injecté.

En 1876, Panas communiqua à l'Académie de médecine 7 observations d'amaurose bilatérale avec stase papillaire ; sur 5 autopsies qu'il lui fut permis de faire, il trouva 4 fois du liquide (sang ou sérosité) épanché entre les deux gaines, dans trois cas les pariétaux étaient enfoncés et comprimaient le cerveau. Pour expliquer la présence d'un épanchement unilatéral, il faut admettre une lésion locale. C'est ainsi qu'Hölder, sur 54 cas de fractures du canal optique, note 42 fois un épanchement sanguin dans la gaine du nerf, et cet auteur prétend n'avoir jamais rencontré ces épanchements de la gaine, sans fractures du canal osseux. Hölder rapporte aussi, qu'il trouva une fois un foyer sanguin stratifié dans la substance même du tronc nerveux.

Beck croit qu'il est exagéré d'admettre comme règle la coexistence des fractures du canal optique avec l'hémorragie de la gaine ; pour lui, celle-ci n'est probable que dans les fractures avec déplacement de fragments, et non pas dans les fractures fissuraires ; il cite à l'appui une observation personnelle.

Cependant l'union solide de l'os, du périoste, des gaines piale et durale et du tissu nerveux lui-même à cette dernière gaine par l'intermédiaire du cloisonnement qu'elle fournit, rend presque impossible une fracture de la voûte du canal sans lésion concomitante du tronc nerveux lui-même. Il est impossible en effet que le nerf se soustraie par un simple déplacement.

Il ressort de tout çela cette conclusion importante, que les épanchements sanguins dans la gaine des nerfs visuels, sont intimement liés aux fractures de leur canal osseux.

Comment le sang pénètre-t-il dans l'espace de Schwalbe? Un épanchement sanguin traumatique dans la cavité arachnoïde, même au niveau du chiasma, ne fuse, paraît-il, presque jamais dans l'espace vaginal, tandis que c'est le contraire qu'on observe dans les collections sanguines spontanées. Berlin, qui remarqua le fait, chercha à l'expliquer par la différence de la pression intra-cranienne, forcément accrue dans les épanchements non traumatiques, diminuée probablement dans les épanchements traumatiques, soit par une hémorragie extérieure, soit par la diminution de l'impulsion cardiaque et de la tension vasculaire, qui résulte du collapsus et de la commotion cérébrale.

De cette manière, un liquide ne peut pénétrer dans l'espace vaginal de Schwalbe, que sous la poussée d'une forte pression (tumeur cérébrale, pachyméningite hémorragique) ou bien, dans les cas qui nous occupent, à l'aide d'une communication traumatique de cet espace avec la cavité cranienne, siège d'un épanchement, ou encore par la déchirure des vaisseaux de la gaine nerveuse et par la rupture des vaisseaux centraux à leur passage entre les tuniques et avant leur pénétration dans le tissu nerveux.

C'est à Hölder que revient l'honneur d'avoir démontré le premier ces faits intéressants. Malheureusement la nature même des faits, les conditions d'observations et plus encore la rapidité de la mort ne lui ont permis de relever parallèlement ni les troubles visuels ni les aspects ophtalmoscopiques.

Toujours est-il, que la compression, produite par l'épanchement, ne se fait pas autant sentir au niveau du canal optique, car l'artère ophtalmique s'y oppose dans une certaine mesure, que sur la partie intra-orbitaire du nerf, en produisant des phénomènes de stase papillaire. Quant à l'intensité de cette compression, Knapp pense qu'elle peut être assez forte pour produire une ischémie artérielle totale et une cécité subite : mais ce n'est là qu'une hypothèse ne s'appuyant sur aucune preuve anatomique.

En conséquence, et comme phénomène constant, on observe une hyperhémie veineuse, et dans nombre de cas l'examen ophtalmoscopique montre une infiltration sanguine du disque optique les premiers jours qui suivent l'accident et, plus tard, à la période d'atrophie, des dépôts pigmentaires à la surface de la papille : c'est même en partie, sur la présence de ces dépôts de pigment, que les auteurs se sont appuyés pour admettre l'existence d'un épanchement sanguin dans la gaine du nerf optique. Toutefois, nous ne pouvons leur reconnaître cette dernière origine, que si le pigment est déposé à la périphérie du disque optique, car le sang ne peut traverser la tunique fibreuse interne pour pénétrer dans l'intérieur du nerf. Cependant, dans les cas encore assez fréquents où les dépôts pigmentaires sont dans la papille même, il faut admettre que le sang s'était infiltré entre les faisceaux nerveux par rupture des vaisseaux propres du nerf visuel.

Enfin, l'on doit se souvenir que des dépôts pigmentaires peuvent exister en dehors de tout état pathologique, car l'ignorance de ce fait pourrait conduire à un diagnostic rétrospectif erroné.

Maintenant, nous devons nous demander si cette stase papillaire produit toujours l'amaurose : on serait tenté de répondre par l'affirmative, et cependant il n'en est rien. En effet, souvent d'après Panas, la stase papillaire n'est nullement en rapport avec les troubles visuels. Cet auteur cite un cas dans lequel il a observé un degré très élevé de stase, sans troubles de la vue et sans altérations des fibres au bout d'un an. Nous reviendrons sur ce point dans le chapitre suivant.

En somme, l'épanchement intra-vaginal produit infailliblement la stase de la papille, mais n'amène pas toujours consécutivement des troubles visuels. Par contre, l'amaurose survient en dehors de tout épanchement, puisqu'on l'observe le plus souvent avec intégrité de la circulation papillaire et rétinienne. Sans vouloir méconnaître l'existence de ces épanchements intra-vaginaux, ni diminuer en rien leur valeur pathogénique dans la production des troubles amblyopiques, consécutifs aux fractures de la base, il serait plus simple de rapporter à la fracture elle-même, c'est-à-dire à la compression par esquille osseuse le mal dont on accuse l'épanchement. Toujours est-il, et comme Berlin l'a fait remarquer depuis fort longtemps, il n'y a guère qu'un épanchement sanguin dans l'espace vaginal du nerf optique qui puisse expliquer les troubles visuels unilatéraux à développement plus ou moins lent et susceptibles d'amélioration. Parfois même la durée de la perte de connaissance peut faire juger immédiate une perte de la vue qui ne s'est en somme développée que progressivement ; d'autre part, des troubles visuels d'abord légers peuvent s'aggraver peu à peu et aboutir à une cécité plus ou moins complète. Quant aux amblyopies doubles, l'hypothèse d'une lésion dans l'intérieur du crâne est de toutes la plus probable.

Quoi qu'il en soit, les accidents de compression, par épanchement, comportent un pronostic bien meilleur, puisque le dégagement du nerf est possible par résorption du liquide, ce qui permet le rétablissement de sa nutrition et plus tard de ses fonctions.

Est-il nécessaire d'ajouter que ces différentes causes de compression peuvent se rencontrer simultanément dans un même cas ? Pourquoi, en effet, l'esquille osseuse, cause principale de ces dégâts, ne comprimerait-elle pas le nerf optique en même temps qu'elle léserait ses faisceaux et ses gaines, produisant ainsi une hémorragie dans l'épaisseur de ces dernières et une compression qui vient s'ajouter à celle produite par l'esquille elle-même ?

4° **Commotion et contusion du nerf optique.** — L'hypothèse d'une commotion du nerf optique et de la rétine fut invoquée jadis pour expliquer certains cas de cécité traumatique.

Malgaigne, le premier, émit cette hypothèse, mais n'ayant pu donner la preuve directe de son interprétation, faute de moyens de la démontrer directement, il fut critiqué et la question ne put recevoir à cette époque une solution définitive.

Les phénomènes, d'ailleurs, tant physiologiques que pathologiques, de même que les désordres anatomiques que la commotion peut déterminer sur les différents cordons nerveux, n'ont jamais été étudiés soit expérimentalement, soit à l'aide d'observations; de telle sorte qu'il est très difficile de s'avancer sur un pareil sujet sans s'abuser; aussi, sommes-nous obligé de nous en tenir aux hypothèses pour ce qui concerne la commotions d'un tronc nerveux.

Par contre, nous sommes plus heureux pour apprécier les effets de la contusion nerveuse. Tillaux les étudia le premier et les résultats obtenus furent confirmés par Weir-Mitchell. A une époque plus rapprochée de nous, nous avons eu les travaux d'Arloing et Tripier, de Marchand et Terrillon.

Une première particularité que Tillaux a bien mise en relief, c'est l'intégrité du névrilème. Quel que soit l'état de désorganisation du parenchyme nerveux, les vasa nervorum, les tubes nerveux se rompent, la graisse névrilématique reste intacte, sa texture plus encore que son épaisseur rend bien compte de cette résistance.

En cas de contusion légère, il existe une suffusion sanguine entre les tubes, ou bien encore de petites hémorragies au lieu et place des tubes nerveux rompus· dans ce cas, la réparation est assez rapide.

Si la contusion a été plus intense, l'infiltration sanguine intertubulaire est plus abondante, le nombre des tubes rompus est beaucoup plus grand : ici la dégé-

nérescence wallerienne peut être la conséquence de ces
dégâts.

Dans un degré plus avancé, il y a un véritable écra-
sement, la gaine intacte ne renferme plus qu'une bouil-
lie rougeâtre, faite de sang et de myéline.

Nous terminons en disant que le lecteur trouvera,
dans le chapitre qui suit, des observations avec examen nécropsique démontrant l'existence de la lésion
du nerf optique par esquille osseuse ou par épanchement intra-vaginal dans les gaines.

Nous manquons, par contre, d'observations quant à
la compression possible du nerf optique par cal
osseux.

CHAPITRE IV

OBSERVATIONS

§ I. — OBSERVATIONS SUIVIES D'AUTOPSIE

OBSERVATION I

(Observation de Jacobi. Thèse de Damont, Lyon 1892.)

Fracture de la base du crâne, intéressant le rocher gauche, passant par la selle turcique et se prolongeant jusqu'au trou optique droit. Paralysie de M. O. E. G. et cécitéde l'œil droit. Hémorragie probable de la gaine du nerf optique.

Le 3 octobre, dit Jacobi, un homme reçut une poutre sur le côté droit de la tête, il en résulta une perte de connaissance et des hémorragies par le nez et la bouche. Le lendemain, tout symptôme avait disparu, mais l'œil droit restait amaurotique.

Au onzième jour le malade était très faible, avait une soif insatiable, mais il n'y avait pas de sucre dans les urines; l'ouïe, la sensibilité étaient normales. Le muscle droit externe gauche était paralysé, l'œil droit pouvait à peine distinguer le jour de la nuit. L'examen ophtalmoscopique de cet œil montre autour de la papille une grande quantité de plaques blanches et quelques petites hémorragies.

Mort le dix-huitième jour : l'autopsie fit découvrir une fracture de la base du crâne, un épanchement sanguin sur la pie-mère et quatre petites collections purulentes sur cette dernière. Des deux côtés la fracture s'étendait jusque sur les parties latérales de la selle turcique, allant d'autre part à gauche jusqu'à l'union de la portion pierreuse et de la portion squameuse du temporal.

Comme on le voit, il s'agit d'une fracture du rocher passant par la selle turcique, et se prolongeant jusqu'au trou optique droit ayant déterminé pendant la vie une paralysie du nerf M. O. E. G. et la cécité de l'œil droit.

A gauche la fracture intéressait le rocher, d'où la lésion du nerf M. O. E.; à droite atteignait le trou optique, d'où lésion du nerf optique correspondant.

Mais quelle était cette lésion du nerf optique droit? s'agissait-il d'une section de ce nerf, par une esquille osseuse, ou d'une simple compression par un épanchement? l'auteur ne le dit pas. L'apparition pourtant soudaine de la cécité, qui fut constatée le lendemain même de l'accident, la constatation à l'ophtalmoscope des petites hémorragies papillo-rétiniennes, nous font penser à un épanchement dans la gaine du nerf optique.

Si les renseignements donnés par l'auteur, à propos de son autopsie, ne sont pas très complets, ceux donnés à propos de son examen ophtalmoscopique ne le sont pas davantage. Quel était, en effet, l'état des vaisseaux centraux? L'artère était-elle par hasard amincie; la veine, par contre, était-elle tortueuse ou turgescente? En un mot, y avait-il des phénomènes de stase papillaire? Ce sont des renseignements de la plus haute importance et pourtant l'auteur n'en dit mot.

OBSERVATION II

(Mackenzie, *Traité des maladies des yeux.*)

Fracture de l'étage antérieur intéressant la lame criblée de l'ethmoïde et la voûte du canal optique du côté droit. Cécité absolue constatée aussitôt après l'accident. Déchirure complète du nerf optique droit. Pas d'examen ophtalmoscopique pendant la vie.

Un homme, qui se trouvait à la tête d'un cheval tombé dans la rue, fut tout à coup frappé à la face par l'animal qui vint à se relever sans qu'il s'y attendit. Le coup fut si violent qu'il en fut renversé. Il y avait entre l'œil et le nez une plaie saignante d'environ 1 pouce de long comprenant le canal lacrymal. Une sonde pénétrait à 3/4 de pouce dans la direction de la paroi interne de l'orbite.

L'œil gauche était intact, tandis que l'œil droit était amaurotique avec une pupille dilatée et ne réagissant pas à la lumière. Pas d'accidents cérébraux.

Les jours suivants, délire, stupeur, convulsion, raideur de la jambe gauche et mort le cinquième jour après l'accident.

A l'autopsie, le cerveau et ses enveloppes sont fortement injectés. Dépôt purulent à la surface des hémisphères entre la pie mère et l'arachnoïde, la face inférieure des lobes frontaux adhère à la pie-mère par de la lymphe coagulable. On trouve le nerf optique droit complètement déchiré en travers, les deux bouts ne tenant que par une membrane délicate qui les réunit au niveau du trou optique. Cette lésion a été produite par la fracture do la lame criblée de l'ethmoïde et de la portion du sphénoïde qui forme la voute du canal optique.

OBSERVATION III

(Dr Van Duyse, de Gand. *Annal. d'Oculist.*, 1882.)

*Fracturé fissuraire de la voûte du canal optique prolongée en
quelque sorte par une déchirure profonde de la portion
immédiatement sous-jacente du nerf optique.*

Berlin a observé une fissure du nerf optique à l'intérieur du
canal osseux de ce nom, lésion rare vis-à-vis des fractures
osseuses fréquentes à ce niveau.

Cette déchirure intra-canaliculaire a été observée chez un
homme qui s'était tiré un coup de révolver dans la tête. La balle
en traversant l'orbite avait fracassé en plusieurs points la voûte et
perforé la grande aile du sphénoïde pour aller se loger dans
l'hémisphère droit du cervelet.

La paroi supérieure du canal optique était traversée dans
toute sa longueur par une fissure et celle-ci était en quelque
sorte prolongée par une déchirure profonde de la portion sous-
jacente du nerf optique. Cette déchirure du nerf se continuait
vers le chiasma sur une étendue de 5 millimètres. La lésion intra-
canaliculaire portait sur un espace de 4 millimètres.

La portion intra-orbitaire du nerf optique était intacte.

OBSERVATION IV

(Observation de Larrey père. Thèse de Damont, Lyon 1892.)

*Compression directe du nerf optique
par esquille osseuse.*

Un soldat après avoir reçu une balle près de l'orbite au niveau
de la tempe gauche, perdit complètement la vue de ce côté.

L'autopsie, faite quelques jours après, montre que le nerf optique était directement comprimé par une lamelle osseuse.

L'examen ophtalmoscopique n'a pas été fait.

OBSERVATION V

(Article Chauvel, *Dict. Encycl.*, p. 583.)

Fracture de la base (étage antérieur) avec déplacement des fragments, comprimant les deux nerfs optiques.

Une fracture du pariétal avec enfoncement nécessite la trépanation.

La mort survient le cinquième jour.

A l'autopsie, on trouve une fracture de la base du crâne traversant le sphénoïde avec déplacement des fragments qui compriment les deux nerfs optiques.

OBSERVATION VI (inédite).

(Due à l'obligeance de M. le Dr Rollet.)

Fracture du crâne. — Hématome intra-duremérien avec envahissement de la gaine du nerf optique.

Le malade est emmené à l'hôpital de la Croix-Rousse le 13 juillet 1899 à 5 heures du soir. Un agent qui l'accompagne raconte qu'il a été projeté par le tramway sur la chaussée. Il fut reçu dans le *service de M. le professeur agrégé Rollet, alors suppléé par M. le Dr Durand.*

L'interne de garde, qui a vu le malade de suite après l'accident, dit qu'il lui a fait l'impression d'un homme ivre : se tenant debout, le malade parlait, racontait son accident, mais tenait des propos incohérents et ne semblait pas jouir de la plénitude de ses facultés intellectuelles,

Brusquement, une heure après son arrivée, le malade est pris de tremblement convulsif qui cessait bientôt pour faire place à des contractions toniques des membres. Dès ce moment le malade perd connaissance. La respiration est suspirieuse plutôt que franchement stertoreuse, à peu près normale de rythme; le pouls bat à 76 avec intermittence, pas de déviation des traits de la face. La sensibilité paraît intacte autant que permet de s'en rendre compte l'état comateux du malade. La motilité est complètement abolie, les membres soulevés retombent flasques à droite comme à gauche : cependant le pincement de la peau, à n'importe quel point et surtout aux joues, provoque des contractions musculaires généralisées.

Pas d'ecchymosés, pas d'hémorragies du côté du nez, de la bouche ou des oreilles, pas d'écoulement de liquide céphalo-rachidien.

Son état reste sensiblement le même toute la nuit avec pourtant des alternatives d'état comateux et de céphalalgie.

Le 25 juillet, c'est à-dire deux jours après, M. le Dr Jacqueau pratique l'examen ophtalmologique du malade : il constate un peu de strabisme divergent, mais qui aurait existé de tout temps au dire de la sœur du malade. Les pupilles sont dilatées et immobiles sans réaction à la lumière.

A l'ophtalmoscope, la papille gauche est complètement entourée d'un cercle noirâtre qui lui forme comme un halo : il n'y a nulle part de sang épanché, il s'agit seulement d'une coloration foncée péripapillaire bien distincte du cercle choroïdien et dont l'intensité décroît du centre à la périphérie. La largeur de ce halo peut être évaluée à 2 ou 3 millimètres environ; d'autre part, la papille est elle-même légèrement voilée, floue rougeâtre, tandis que les vaisseaux, surtout les artères, se montrent rétrécis, quelques-uns même franchement filiformes.

Intervention par M. Durand : Trépanation à gauche dans la zone rolandique : on arrive sur la dure-mère légèrement violacée, et, comme on ne voit aucun battement, on fait le diagnos-

tic d'épanchement intra-duremérien et l'on décide de ne pas
pousser plus loin l'intervention.

La branche antérieure de la méningée moyenne saigne assez
abondamment : on fait un tamponnement serré.

Le malade meurt à 3 heures dans le coma.

Autopsie. — On enlève la peau et l'aponévrose épicranienne et
l'on tombe sur l'os; on trouve un trait de fracture partant de
l'écaille occipitale et allant jusqu'au milieu du temporal gauche ;
à ce niveau, le trait de fracture se bifurque en V et la couronne
de trépan se trouvait exactement sur l'une des branches du V.

Après enlèvement de l'os, on arrive sur la dure-mère : elle
paraît normale à droite, tandis qu'à gauche elle semble remplie de sang; en la sectionnant, on voit s'échapper un peu de
matière cérébrale et de gros caillots sanguins. On peut alors
voir nettement la place qu'occupait l'hématome qui englobait
tout le lobe gauche du cerveau, fusait le long de la grande faux
et descendait jusqu'à la base : il semblait s'arrêter environ au
niveau de la suture fronto-pariétale.

Le chiasma du nerf optique est intact, mais après avoir fait
sauter à la gouge et au maillet la paroi supérieure de l'orbite
gauche, on se trouve en présence d'un nerf optique complètement transformé : ses gaines sont remplies de sang et lui donnent un aspect rouge noirâtre qui le font ressembler à une
veine.

Tels sont les renseignements fournis par l'examen macrosco-
pique du sujet.

L'examen histologique fut pratiqué par M. le Dr Paviot,
chef du laboratoire d'anatomie pathologique des hôpitaux.

Après durcissement dans le liquide de Müller, le nerf optique a été divisé en deux fragments, l'un postérieur, l'autre
antérieur, ce dernier fortement attenant au pôle postérieur du
globe occulaire.

A) Du dernier fragment nous avons fait quelques coupes en
travers qui, par suite, ont porté à peu près au niveau de la partie moyenne du nerf optique (dans son trajet intra-orbitaire) ;
ces coupes ont été colorées à la méthode de Pal, avec double

coloration au carmin. Elles nous ont montré entre la gaine durale et la gaine piale un anneau de globules rouges, anneau continu mais d'épaisseur variable sur les divers points des portions du nerf, cet anneau est souvent interrompu par des tractus conjonctifs qui, partant de la pie-mère, vont après un certain parcourt autour du nerf, se jeter dans la dure-mère ; ces tractus sont ainsi baignant dans le sang. Pour le nerf, pour ses fibres nerveuses, son tissu névroglique propre ou ses vaisseaux, il n'y a aucune altération apparente. Quant à la dure-mère elle-même, elle offre entre ses lames connectives les plus internes une infiltration très marquée de globules rouges, par points cette infiltration va jusqu'à sa surface : il est certain que pour une bonne part l'infiltration sanguine revient à l'hématome de la gaine, car on en voit la continuité manifeste, mais plus en dehors il est difficile de dire s'il n'y a pas en réalité une vaso-dilatation des capillaires de cette gaine.

Ces quelques coupes en travers pratiquées, nous avons fait ensuite des coupes longitudinales de ce fragment du nerf et n'avons appliqué la méthode de Pal et la double coloration qu'aux coupes portant sur la partie la plus large du nerf et ayant passé par le centre de la papille.

Sur ces coupes longitudinales, on voit que l'hématome, la masse du sang épanchée augmente à mesure que l'on s'avance vers le point de pénétration du nerf dans le globe oculaire. Le sang fait un fourreau continu qui va en augmentant d'épaisseur et finit par ne plus être interrompu par les tractus jetés de la pie-mère à la dure-mère, le sang infiltre même les interstices lamellaires de la dure-mère. Le cylindre de sang subit même un renflement assez brusque au point où le nerf, pour pénétrer dans le globe oculaire, perd sa myéline et diminue de calibre, c'est à-dire à 1 millimètre environ de la lame criblée. On a là sous les yeux, en suivant sur un bord de la coupe du nerf optique, la ligne de l'hématome, non seulement la perception de son épanouissement progressif, mais au niveau du point de pénétration un renflement légèrement en crochet, libre du crochet répondant à l'angle formé par la sclérotique et le nerf, le dos du crochet étant accolé à la sclérotique elle-même. La vue d'une coupe ou un dessin schématique en disent plus long à ce point de vue qu'une description détaillée.

On peut dire, au total, que l'épanchement offre une très large surface où, par suite de ce renflement décrit, il y a une superposition directe dans un sens antéro-postérieur de la rétine, de la chorio-capillaire, de la lamina-fusca, de la sclérotique et de l'épanchement, et ceci en dedans du point où la sclérotique s'est fusionnée avec la dure-mère.

On conçoit que, d'après une telle situation anatomique, l'épanchement ait pu être vu par transparence autour de la papille sans qu'il ait pénétré au-dessous de la rétine, car le sang épanché s'arrête net à la limite de la lame criblée.

Les vaisseaux du nerf optique sont dilatés par le sang, de même les capillaires de la choroïde paraissent turgescents, mais il n'y a pas d'autres altérations à noter. Sur certaines coupes, il est possible d'observer une assez grande surface de la rétine en dehors de la papille, la membrane visuelle paraît également intacte.

B) Nous n'avons fait porter sur la moitié postérieure du nerf que des coupes longitudinales et de celles-ci nous n'avons conservé que celles répondant à la plus grande largeur du nerf. Nous avons constaté qu'il reste adhérent à la face externe de la dure-mère en un point situé à 3 ou 4 millimètres de l'extrémité postérieure du nerf, tel qu'il nous a été envoyé, une masse de tissu conjonctif dense, d'aspect aponévrotique et dans laquelle les coupes microscopiques montrent des faisceaux, des fibres musculaires striées ; c'est, selon toute apparence, l'anneau fibreux de l'orifice externe du canal optique sur lequel s'insèrent certains muscles moteurs de l'œil. Rien à noter de particulier dans cette masse, mais l'hématome subdurale offre des différences nettes au point de vue de sa quantité comparée en amont et en aval de cet orifice externe du canal optique. C'est-à-dire qu'en amont de lui on trouve bien quelques amas de globules rouges dans l'espace subdural, mais ils sont discontinus et toujours de très petit volume ; au niveau même de l'anneau, il existe une

infiltration assez intense des lames les plus internes de la dure-
mère et, en aval de lui, on voit le cylindre hémorragique devenir
continu, croître insensiblement d'épaisseur de la portion proxi-
male vers la portion distale du nerf.

En somme : hématome des gaines du nerf optique,
prédominance de l'épanchement dans l'espace arachnoïdien (sub-dural); l'espace sous-arachnoïdien est
lui-même, par place, légèrement envahi par le sang ;
mais en règle générale, c'est l'espace arachnoïdien du
nerf qui a été développé par l'hémorragie, laquelle tend
le plus souvent à dissocier les lames les plus internes
de la dure-mère, beaucoup plus qu'à pénétrer dans les
espaces sous-arachnoïdiens. L'hématome ne dépasse
pas en avant la lame criblée et forme, au contraire, un
renflement immédiatement en arrière de la sclérotique,
en dilatant la gaine durale.

§ II. — OBSERVATIONS NON SUIVIES D'AUTOPSIE.

OBSERVATION I

(Kœnig. thèse de 1875.)

*Fracture probable de la voûte orbitaire intéressant le canal
optique. Atrophie de la papille 80 jours après l'accident.*

La dame P... est atteinte par des éclats de verre tombés de
la hauteur d'un troisième étage. Le choc produit par la rencontre des éclats de verre avec l'orbite a été assez violent pour
repousser en arrière la tête de la malade. Toutefois, pas de perte
de connaissance, et elle m'est amenée par son mari quelques

heures après l'accident. Je constate des plaies contuses des paupières gauches et de la racine du nez que je réunis le plus exactement possible. La cicatrisation s'obtient par première intention, et l'examen ophtalmoscopique ne dénote aucune lésion ni des milieux transparents, ni des membranes profondes ; cependant l'œil gauche a cessé de voir depuis le moment de l'accident.

Mais le 14 mai la cécité persiste et un nouvel examen ophtalmoscopique montre la papille complètement blanche, caractère tranché d'une atrophie.

L'auteur écarte l'idée d'une commotion cérébrale, il n'y a pas eu de perte de connaissance; écarte aussi l'idée d'une contusion cérébrale, n'en ayant constaté aucun phénomène ; ayant cherché la simulation et ne l'ayant pas trouvée, il conclut par élimination à une amaurose réflexe.

Que penser de ce cas d'amaurosc réflexe? Sommes-nous en droit de considérer comme réflexe une cécité subite mais persistante.

Ne savons-nous pas que sous ce titre et pour masquer notre ignorance, nous cherchions jadis à y faire rentrer tout ce bloc des faits obscurs et incomplets, toutes ces amblyopies et amauroses, dont l'interprétation clinique et anatomique nous était impossible? D'ailleurs, depuis la découverte de l'ophtalmoscope, le cadre de ces amauroses réflexes se trouve considérablement restreint. On avouera enfin que l'observation de M. Kœnig n'est guère concluante. Quel était, en effet, le volume et le poids de ces éclats de verre? Etaient-ce de petits fragments qui, faisant une boutonnière sous la peau et pénétrant profondément dans l'orbite, ont pu léser le nerf optique? ou bien de gros fragments projetés avec une force suffisante pour produire une fracture?

C'est à cette dernière hypothèse que nous nous arrêtons le plus volontiers, car il nous est impossible de concilier l'idée d'une amaurose réflexe avec l'existence d'une atrophie blanche de la papille, comme le démontre l'examen ophtalmoscopique du 24 mai.

OBSERVATION II

(Hutchinson. *Oph. hosp. Reports*, t. VI « Abadie »)

Fracture probable de la voûte orbitaire ayant intéressé le canal optique et la lame criblée de l'ethmoïde. Hémorragie de l'espace intervaginal de Schwalbe. Cécité absolue et anosmie du côté correspondant au traumatisme. Atrophie blanche de la papille seize mois après l'accident.

Un homme de vingt-cinq ans reçoit un coup sur la région sourcilière gauche, perd connaissance et reste étourdi pendant un quart d'heure. Quand il revient à lui, l'œil gauche était complètement privé de vision. Hutchinson l'ayant examiné aussitôt constata que l'odorat avait également disparu de ce côté, mais le fond de l'œil lui parut normal, bien qu'il n'existât aucune trace de perception lumineuse. Tel était l'état des choses en août 1867.

En janvier 1868 l'odorat était revenu à gauche, mais la cécité existait toujours. A l'examen ophtalmoscopique : milieux de l'œil transparents, mais papille blanche, atrophiée et excavée en infundibulum avec, sur son bord interne, une tache pigmentaire remarquable sans analogie dans l'autre œil. Mais, fait beaucoup plus important, cette tache n'existait pas au premier examen.

M. Abadie qui rapporte cette observation dans son *Traité des maladies des yeux*, la fait suivre de la remarque suivante. Hutchinson, dit-il, cite le fait sans l'interpréter. Il est facile pourtant de prouver que la cécité est la conséquence d'une hémorragie de l'espace intervaginal de Schwalbe. La perte subite de la vue après un traumatisme, sans lésion intra-oculaire ou encéphalique, dénote que le tronc intra-orbitaire du nerf est en jeu ; les vaisseaux amincis prouvent que le nerf a été comprimé. L'apparition tardive du pigment sur le pourtour de la papille démontre jusqu'à l'évidence que la cause de la compression n'est autre chose que du sang épanché.

Nous sommes d'accord avec M. Abadie, en faisant toutefois remarquer qu'il faudrait toujours se souvenir qu'on peut rencontrer des îlots pigmentaires au voisinage ou au niveau même de la papille et cela en dehors de tout état pathologique, sans qu'on puisse en conclure que ces dépôts de pigment soient l'indice révélateur, le reliquat d'une hémorragie antérieure.

D'un autre coté, nous regrettons qu'entre le premier examen ophtalmoscopique pratiqué quelques heures après l'accident, et le second pratiqué seize mois après, un troisième examen n'ait pas été pratiqué dans l'intervalle des deux autres, c'est-à-dire quelques semaines après l'accident qui seul aurait pu dévoiler des phénomènes de stase papillaire presque constants, dans les cas d'hémorragie de la gaine.

Enfin, si nous voulons bien nous rappeler que de Hölder et Berlin n'ont jamais ou presque jamais trouvé dans leurs autopsies une hémorragie de la gaine du nerf optique sans fracture de son canal osseux, nous arrivons avec autant de certitude qu'il est permis d'en avoir en clinique, au diagnostic posé en tête de cette observation.

OBSERVATION III

(Thèse de Bernède, Paris, 1883.)

Fracture de l'orbite avec participation du canal optique. Epanchement dans l'espace intervaginal de Schwalbe. Compression partielle du nerf optique probablement par esquille osseuse. Atrophie de la moitié-externe du disque papillaire et rétrécissement du champ visuel correspondant.

Victor L..., reçut le 10 décembre 1882 un violent coup de fouet sur la région fronto-temporale ; l'homme tomba et son agresseur s'acharnant sur lui le frappa à coup de talon de botte sur la partie inférieure de l'orbite droite. Le lendemain, œdème considérable des paupières, écoulement de sang par le nez qui ayant commencé au moment de l'accident, continue toujours et par intervalles. Enfin, perte complète de la vision de l'œil du côté lésé.

Le 2 janvier, le malade est examiné par Galezowski qui constate : pupille dilatée ne réagissant en aucune manière, léger strabisme externe, le malade voit les objets d'une façon très confuse. V = doigts à 50 centimètres.

A l'examen ophtalmoscopique, il trouve la papille infiltrée avec une légère hémorragie sur son bord supérieur : l'artère centrale un peu plus mince, la veine plus grosse et tortueuse.

Le 18 janvier, nouvel examen ophtalmoscopique: l'hémorragie existe toujours, l'infiltration séreuse ne s'étend plus sur toute la papille, mais reste limitée au côté nasal, les vaisseaux n'ont pas changé d'aspect depuis le premier examen. Pas de rétré-

cissement du champ visuel, le malade accuse comme un voile
sur les objets qu'il regarde avec son œil droit.

Le 24 janvier, l'infiltration et l'hémorragie ont diminué, mais
la papille présente un commencement d'atrophie de sa moitié
externe.

Le 25 avril, l'hémorragie du bord supérieur a disparu. L'infiltration a beaucoup diminué, elle est à peine marquée. L'artère
est toujours amincie, la veine est moins grosse et moins tortueuse
qu'aux examens précédents. L'atrophie des fibres nerveuses du
côté externe persiste toujours bien marquée; champ visuel rétréci du côté externe, le malade voit beaucoup mieux et peut lire.

La cécité du début, qui était absolue, était très pro-
bablemement due à la compression du nerf optique par
un épanchement sanguin ou séro-sanguin de sa gaine,
dont la résorption nous explique l'amélioration survenue plus tard. De même, cette compression nous expli-
les phénomènes de stase papillaire qui ont rétrocédé
petit à petit.

Mais l'atrophie consécutive localisée sur la moitié
externe du disque papillaire ne peut s'expliquer que
par une compression limitée et produite par une cause
non susceptible de rétrocession, telle qu'une esquille
osseuse.

OBSERVATION IV

(Thèse de Bernède, Paris, 1883.)

*Fracture probable de la paroi interne de l'orbite intéressant le
canal optique. Atrophie totale de la papille constatée quatre
ans après.*

L..., vingt-six ans, faisant des armes avec son prévôt, reçut il y a quatre ans, un coup de fleuret boutonné à l'angle interne de l'œil gauche. Le blessé eut un vertige, s'affaissa, mais ne perdit pas complètement connaissance.

Un quart d'heure après, en fermant l'œil droit, il constata que l'œil gauche ne voyait plus. L'écoulement sanguin s'arrêta vite du côté de l'œil, mais persista pendant deux jours et par intervalles par le nez.

Le malade rentre à l'hôpital militaire d'Oran. Là, le médecin ne trouve aucune plaie extérieure de l'œil lui-même, et aucune altération de ses membranes profondes.

Actuellement, c'est-à-dire quatre ans après, les milieux de l'œil sont transparents, à part une légère opacité périphérique de la cornée. Les vaisseaux ont leur direction normale. Le calibre de la veine est normale, celui de l'artère très diminué. Quant aux capillaires, ils ont complètement disparu.

Papille totalement blanche avec légère excavation au centre.

Aucun indice d'ancienne infiltration papillaire, ni pigment, ni hémorragie. V = o de cet œil.

La pointe de fleuret pénétrant dans l'orbite a-t-elle pu blesser directement le nerf optique ? c'est peu probable, étant donné les dimensions de l'extrémité d'un fleuret boutonné. En effet, le bouton du fleuret avait 1 centimètre de diamètre et était entouré d'une ficelle ce qui faisait en tout 2 centimètres. Si donc l'extrémité du fleuret de ces dimensions-là avait pénétré jusqu'au fond de la cavité il aurait produit des désordres tout autres, tels qu'hématocèle ou phlegmon de l'orbite.

Le coup a brisé seulement la paroi interne de l'orbite, d'où l'hémorragie nasale, très fréquente dans les fractures de cette paroi, et un trait d'irradiation a intéressé le conduit optique.

OBSERVATION V

(Bernède. Thèse de Paris 1883.)

*Fracture probable de la voûte orbitaire intéressant le canal opti-
que. Atrophie totale de la papille soixante-sept jours après
l'accident.*

Auguste V..., tombe le 2 novembre 1882, d'un deuxième étage
sur le pavé d'une cour. Il reste pendant un quart d'heure sans connaissance. Quand on l'a relevé on constate une fracture de l'extrémité inférieure de l'avant-bras droit aujourd'hui guérie, deux petites plaies au côté droit du front, la paupière supérieure s'est gonflée
immédiatement; des ecchymoses conjonctivales ont apparu.
L'œil est resté recouvert par la paupière supérieure pendant
quinze jours. Mais le malade, deux jours après sa chute en sou-
levant la paupière avec le doigt, constate que l'œil droit était
aveugle. Le 19 décembre le malade se présente à Galezowski,
qui constate deux cicatrices linéaires au-dessus du sourcil, l'une
adhérente au frontal, on sent à ce niveau une dépression de l'os
et on provoque de la douleur par la pression. L'œil ne présente
pas de trace de plaie ou d'inflammation, pas d'exophtalmie, au
pourtour des paupières teinte jaunâtre, trace de l'ecchymose.
Pupille dilatée ne réagissant pas sous l'influence de la lumière.
Vision = o. Œil gauche normal.

A l'examen ophtalmoscopique, milieux de l'œil transparents
papille pâle, plus pâle que du côté gauche. Vaisseaux normaux.
Pas trace d'infiltration péripapillaire, ni hémorragie.

. Le 9 janvier 1883, la papille est complètement atrophiée d'aspect nacré à contours bien nets. Artères et veines amincies.
capillaires disparus.

La perte de connaissance, l'ecchymose sous-conjonctivale et, plus tard, la cicatrice adhérente au frontal et

surtout la dépression sensible au toucher et doulou-
reuse du rebord supérieur ou rebord frontal de l'orbite
nous permettent de faire le diagnostic rétrospectif de
fracture de la voûte orbitaire, s'irradiant jusqu'à la
paroi supérieure du canal optique.

OBSERVATION VI

(Dr Meurer. *Province médicale*, 24 février 1890.)

*Fracture de la base intéressant le canal optique. Paralysie de
tous les nerfs moteurs de l'œil gauche avec cécité absolue :
Paralysie du nerf facial gauche. Atrophie complète de la
papille vingt jours après l'accident.*

Pierre L..., cultivateur, âgé de soixante ans entre le 6 août 1890
à la salle Saint-Charles.

Il y a vingt jours, le malade, conduisait une voiture sur laquelle
il était assis. Le cheval s'emporta et après une course de 5o mètres environ, vint s'abattre contre un mur. Le choc assez
violent précipita le conducteur contre ce mur, d'où perte de
connaissance qui dura trois jours.

Quand il revint à lui, il avait un ptosis du côté gauche avec
douleurs péri-orbitaires intenses. En plus fracture du maxillaire inférieur au niveau de la symphyse. Du côté gauche il
y avait une plaie le long de l'arcade sourcilière produite par le
rebord orbitaire lui-même comme cela arrive régulièrement.

Vision de l'œil gauche complètement abolie.

A son entrée à l'hôpital, le malade présente une plaie cicatrisée
adhérente aux parties profondes. La palpation à ce niveau réveille de la douleur mais pas d'enfoncement osseux. Ptosis de la
paupière supérieure. Déviation de la moitié gauche de la face
qui est déjetée à droite ; cependant l'orbiculaire est indemne.

Les mouvements de l'œil tous sans exception sont abolis avec

pupille dilatée et immobile. La sensibilité a disparu dans le domaine de la branche ophtalmique, et simplement diminué dans
le domaine des deux autres branches du trijumeau. Vision : = o.
Cette cécité existait déjà au moment où le malade a repris connaissance, c'est-à-dire trois jours après l'accident.

Odorat et ouïe intacte des deux côtés.

A l'examen ophtalmoscopique : atrophie complète de la papille
gauche.

Œil droit sain, acuité visuelle normale.

OBSERVATION VII

(Thèse de Damont, Lyon, 1892.)

*Fracture probable de l'orbite intéressant le canal optique.
Atrophie de la papille constatée à l'ophtalmoscope quelques
temps après.*

Jean F..., terrassier à Givors, rentrant chez lui ivre, se laisse
tomber la face contre le trottoir; il a perdu connaissance et fut
transporté à l'hôpital où, en se réveillant, il constata qu'il avait
perdu complètement la vue de l'œil gauche, il portait deux plaies
profondes, l'une sur l'arcade sourcilière, l'autre sur le rebord
orbitaire inférieur, toujours du côté gauche.

Entré quinze jours après l'accident à l'Hôtel-Dieu de Lyon,
il est traité par le traitement ioduro-mercuriel, car on soupçon-
nait l'intervention de la syphilis comme cause possible de
l'amblyopie. Mais pas d'amélioration : la cécité persiste, sans
exophtalmie, sans ecchymose sous-conjonctivale.

A l'examen ophtalmoscopique, les milieux de l'œil sont transparents. Il n'y a pas d'hémorragie du fond de l'œil, pas de
lésion des membranes profondes. Mais quelque temps après, le
malade revu, on trouva une atrophie complète de la papille.

M. Damont, qui rapporte cette observation dans sa

thèse, croit à une hémorragie de la gaine du nerf optique. C'est peu probable et nous croyons plutôt à une
lésion (compression ou déchirure) du tronc optique
par une esquille osseuse agissant en arrière du point
d'entrée des vaisseaux centraux.

L'absence des phénomènes de stase papillaire, l'absence de toute hémorragie papillo-rétinienne, enfin
l'absence de pigment au niveau ou au pourtour de la
papille, ne plaident guère en faveur d'une hémorragie
dans l'espace intervaginal de Schwalbe.

OBSERVATION VIII

(Damont, clinique des Quinze-Vingt, 1886.)

*Fracture de la base du crâne. Paralysie du facial droit avec
surdité et cécité du même côté. Amblyopie très prononcée
aussi à gauche, se traduisant surtout par de l'hémiopie temporale. Atrophie des deux papilles, plus prononcée à droite
qu'à gauche, un an après l'accident.*

Le nommé S..., peintre, fit une chute, il y a un an, d'un
troisième étage : il y a eu entorse des deux poignets et phénomènes de commotion cérébrale qui durèrent quinze jours. En
plus, plaie de la tête au niveau de la portion sus-orbitaire du
frontal à gauche. Écoulement de sang par l'oreille droite, pas de
paralysie des membres, pas de troubles urinaires ni de la défé-
cation.

Au bout de huit jours, les symptômes dus à la commotion
s'amendèrent peu à peu. On constata alors une paralysie faciale
droite, de la surdité et de la cécité du même côté. Pendant un
mois, les troubles oculaires furent très prononcés à gauche, il
voyait à peine pour se conduire.

Actuellement, l'orbiculaire du côté droit ne se contracte pas encore, et pourtant il existe une contracture des muscles innervés par le facial droit. Il n'y a pas de troubles de la sensibilité. Toutefois, le goût est aboli à droite : une prise de sulfate de quinine déposée sur la moitié droite de la langue ne réveille aucune sensation spéciale. Cécité complète à droite; du côté gauche, elle est égale à 1/6 de la normale sans amélioration avec les verres correcteurs. Le champ visuel du côté gauche révèle l'existence d'une hémiopie temporale. Rien de spécial du côté des milieux et des membranes antérieures de l'œil. A l'ophtalmoscope, rien d'anormal du côté de la rétine et de la choroïde. Mais les papilles, surtout du côté droit, ont un aspect grisâtre et les capillaires ont complètement disparu. Le malade n'a jamais eu de syphilis et n'a aucun des signes de l'ataxie.

Il s'agit très probablement d'une fracture de la base qui, partant du côté gauche, a franchi la ligne médiane et est venu intéresser les nerfs optiques au niveau de la selle turcique, s'étendant jusqu'au rocher.

OBSERVATION IX

(Vossius, *Klinische Monatsblætter für Augenheilkunde*, 1883, p. 284.)

Chute au gymnase sur les tubérosités de l'ischion suivie d'une amaurose presque complète du côté droit, avec, plus tard, hémiparésie gauche. Atrophie de la papille droite avec, pourtant, rétablissement partiel de la vue et de l'hémiparésie.

M. R..., dix-sept ans, élève de première à Allenstein, vint, le 9 février 1883, à la visite. Le professeur Jacobson trouve, à gauche $+ 0,75$ D $v = 1$, à droite $v = 0$.

Les renseignements donnés par le malade sont les suivants : Le

7 février, R... est tombé de la hauteur de 1 mètre de la balançoire sur les tubérosités de l'ischion et sur le dos, mais non sur la tête. Il n'a pas eu de perte de connaissance, puisque, quelques minutes après, il continua ses exercices de gymnastique. Le lendemain, il remarqua un nuage devant son œil et trois jours après, l'œil était complètement amaurotique.

15 février. — On constate que la pupille est large, ronde et sans réaction. A l'ophtalmoscope, les milieux de l'œil sont transparents et la papille paraît normale.

3 mars. — On trouve une coloration nacrée de la papille annonçant l'atrophie.

12 mars. — Cécité complète pour le rouge et le vert. A partir de ce moment, fatigue de la jambe gauche et du bras, fourmillements, engourdissements, mais pas de contractures.

23 novembre. — L'acuité visuelle se relève, elle est de 20/70, les lettres isolées de l'échelle de Jaeger, n° 2, sont lues : la partie nasale du champ visuel a seule disparu et on trouve en bas et en dedans un gros scotome.

Cependant, les maux de tête et l'hémiparésie gauche ont déjà disparu.

Malgré l'absence des symptômes principaux de fracture de la base, il s'agit très probablement d'une fracture ayant intéressé le trou optique. C'est justement là un de ces cas embarrassants dans lesquels il ne faudrait pas se laisser tromper par la bénignité apparente des symptômes encéphaliques.

Une fracture, en effet, peut ne se révéler ni par des hémorragies, ni par perte de connaissance, ni par tout autre symptôme encéphalique. L'amaurose existe souvent seule. Eh bien une amaurose soudaine plus ou moins complète suivie d'atrophie caractéristique, c'en est assez pour soupçonner une fracture dans un cas pareil, fracture que confirme d'ailleurs ici l'apparition tardive de l'hémiplégie passagère.

OBSERVATION X

(Chevalleréau, thèse de Paris 1873.)

Chute d'un premier étage sur la tête. Symptômes nets de fracture de la tête. Cécité de l'œil droit et paralysie du droit externe du même côté. Atrophie de la papille.

P... âgé de onze ans vient le 3o avril 1877 à la consultation de l'hôpital Lariboisière. Ses parents jouissent d'une bonne santé, et l'enfant lui-même est bien portant et n'a eu que la rougeole à l'âge de deux ans.

Il y a deux ans il est tombé d'un premier étage sur la tête : La perte de connaissance fut de courte durée, mais on constata l'écoulement de quelques gouttes de sang par l'oreille et une hémorragie très abondante par le nez. Il y avait, dit la mère, une ecchymose de la paupière inférieure droite et l'enfant s'est fait en tombant une fracture de l'avant-bras droit.

Depuis ce moment l'enfant est atteint de strabisme convergent de l'œil droit et, en fermant l'œil gauche par hasard quelques temps après, constate que la vision de l'œil droit était complètement abolie.

A gauche l'acuité visuelle est normale.

A droite l'enfant distingue à peine le jour de la nuit, et à l'ophtalmoscope on trouve une atrophie blanche totale de la papille.

OBSERVATION XI

(Thèse de Bernède, Paris 1883.)

*Fracture de la base du crâne, atrophie de la papille
trois mois après.*

Le 20 janvier 1871 un homme tamponné sur un chemin de fer eut une fracture du crâne. Le malade guérit et trois mois après M. Guermonprez, de Lille, constata à l'examen de l'œil gauche, outre la déformation du bord de l'orbite et un léger ptosis de la paupière supérieure, une paresse notable de l'iris, paresse très évidente à l'épreuve par comparaison.

A l'examen ophtalmoscopique on trouve l'atrophie de la papille qui est incontestable, atrophie avec amincissement de l'artère centrale et un commencement d'excavation atrophique v = o de cet œil.

OBSERVATION XII

(Vieusse, *Recueil d'ophtalmologie*, 1875, p. 334.)

*Fracture de la base du crâne. — Atrophie de la papille
un mois après.*

F... artilleur, est trouvé gisant sur le sol sans connaissance, on trouve à la partie externe de l'arcade orbitaire droite une plaie contuse de 2 centimètres; paupières ecchymosées, et ecchymose sous-conjonctivale. La vision de cet œil est conservée.

Pourtant, un mois après, le malade se plaint de la vision de son œil droit. A l'ophtalmoscope, les milieux de l'œil sont transparents, mais la papille est blanche, nacrée. Les vaisseaux centraux ont conservé leur volume normal, achromatopsie pour le rouge et le vert que le malade prend pour du gris. Quelque jours après la vue est complètement abolie, et la papille complètement privée de ses capillaires.

25 mai. — V = o. Papille totalement atrophiée. Vaisseaux centraux normaux.

2 juillet. — Le malade obtient un congé de réforme n° 2.

OBSERVATION XIII

(Héquin, thèse de Paris 1874.)

Fracture de l'orbite intéressant le canal optique. — Compression ou déchirure probable du nerf optique à ce niveau. — Atrophie papillaire consécutive.

P..., soldat au 110ᵉ de ligne, âgé de vingt-deux ans est atteint de cécité de l'œil droit, cette cécité remonte à cinq ans et est survenue à la suite d'une chute sur un cep de vigne. On trouve, en effet, une cicatrice à la partie externe de la paupière supérieure suivant presque le sillon oculo-palpébral. A la suite de cette blessure il y a eu une ecchymose qui a amené une occlusion de l'œil pendant huit jours,

La vision était complètement abolie lorsque le malade put ouvrir l'œil.

Pas de douleurs à la pression sur l'œil, pas de rougeur.

A l'ophtalmoscope les milieux de l'œil sont sains et transparents, mais la papille est complètement atrophiée, blanche, nacrée, irrégulière de forme carrée. Vaisseaux centraux amincis, rétine et choroïde intactes, v = o. Œil gauche sain, acuité visuelle normale.

OBSERVATION XIV

(Van Dommelen, *Annales d'occulistique*, 1858, p. 2o3.)

Fracture du crâne. — Névrite optique à l'ophtalmoscope.

J. J. L... soldat âgé de vingt-cinq ans fit une chute d'une hauteur de plus de **6** mètres pendant qu'il était en faction sur un bastion par une nuit obscure. Au bruit de la chute le chef du poste se rendit sur les lieux et y trouva la sentinelle étendue comme morte.

L'officier de santé, de garde à l'hôpital, diagnostiqua une commotion cérébrale et constata de nombreuses plaies sur le côté gauche de la face et une hémorragie sous-conjonctivale très marquée. Les fonctions se rétablirent vite, mais l'œil resta aveugle. A l'ophtalmoscope on trouva que le contour de la papille avait disparu, remplacé par un disque rougeâtre ne différant que peu de la couleur du reste du fond de l'œil; veines turgescentes, artères amincies et grêles.

OBSERVATION XV (inédite).

(Due à l'obligeance de M. le Dr Rollet.)

Fracture de la voûte orbitaire droite. Section probable du nerf optique du côté correspondant. Atrophie blanche de la papille huit jours après l'accident.

Joseph B..., quarante-neuf ans, camionneur, fait une chute le 6 août dans un escalier, la tête en avant et d'une hauteur de huit marches.

Perte de connaissance et hémorragie nasale très abondante. Plaie au niveau de l'arcade sourcilière droite et sur la partie moyenne du temporal droit, mais on ne sent aucune déformation du rebord orbitaire.

Lavage et pansement antiseptique qui oblitère aussi l'œil droit.

Deux jours après, le pansement étant enlevé, le malade s'aperçoit que son œil droit voit mal et comme à travers un nuage.

L'acuité visuelle de cet œil est très fortement diminuée, et sept jours après l'accident, l'examen ophtalmoscopique montre une papille complètement blanche, atrophique ; de cet œil le malade ne peut distinguer aucune lettre de l'échelle optotypique à 25 centimètres. Il n'a plus la perception des couleurs, mais on sent en ce moment un épaississement de l'arcade sourcilière, ce qui permet d'affirmer presque le diagnostic de fracture.

Pendant l'examen ophtalmoscopique, le malade n'a pas la sensation de la lumière projetée dans son œil : la papille paraît complètement blanche surtout du côté temporal. Quant aux vaisseaux, les veines paraissent légèrement dilatées, les artères un peu pâles, mais de volume normal.

La perte de connaissance au moment de la chute, l'hémorragie nasale abondante, l'apparition d'une déformation du rebord orbitaire droit, constatée huit jours après l'accident, permettent, en effet, d'affirmer cliniquement l'existence d'une fracture de la voûte orbitaire.

D'autre part, la perte de la vision de l'œil droit et l'apparition si rapide d'une atrophie blanche de la papille permettent de soupçonner une lésion grave du nerf optique telle qu'une section ou plutôt une compression interne avec une attrition du nerf.

OBSERVATION XVI (inédite).

(Due à l'obligeance de M. le Dr Rollet.)

Fracture probable de la voûte orbitaire. Atrophie blanche partielle de la papille quatre mois après l'accident.

Jean E..., trente-sept ans, cultivateur. Il y a quatre mois reçut un coup de bouteille sur l'arcade orbitaire droite. Hémorragie nasale et auriculaire très abondante. Le malade n'est pas tombé, il n'a pas eu perte de connaissance et a pu regagner à pied son domicile sans avoir remarqué rien d'anormal du côté de son œil.

Mais six semaines après l'accident, la vision de l'œil droit devient trouble et quatre mois après cet œil distingue à peine les doigts à 10 centimètres.

Extérieurement l'œil ne présente rien d'anormal et ses milieux transparents sont normaux, mais la papille paraît nettement divisée en deux moitiés, l'une externe blanche atrophiée, l'autre nterne de couleur normale. Le déplacement parallactique montre que la partie temporale est excavée en godet, tandis que la partie nasale qui est normale paraît légèrement saillante.

A noter une légère hyperpigmentation péripapillaire, mais rien à la macule. Les vaisseaux sont normaux.

La suppression du champ visuel dans la partie correspondante à l'atrophie du disque papillaire est absolument manifeste.

OBSERVATION XVII (inédite).

(Due à l'obligeance de M. le Dr Rollet.)

*Fracture du frontal et de la voûte orbitaire gauche. Trait d'irra-
diation transversal probable intéressant le sommet de l'orbite
droit. Atrophie blanche de la papille droite et papille étranglée à gauche constatées à l'ophtalmoscope trois semaines après
l'accident. Exophtalmie pulsatile droite. Mort subite.*

Paul R..., dix-neuf ans, employé, fit le 24 août 1895 une
chute d'un premier étage et tomba sur la tête dans un ruisseau.
Hémorragies nasale et auriculaire abondantes, mais pas d'hé
morragie buccale. Le malade perdit immédiatement connaissance
et resta dans un état comateux pendant onze jours.

Quand il revint à lui, il constata que la vue de l'œil droit était
nulle et celle de l'œil gauche à peu près normale, mais pas de
paralysie du côté des membres, pas de troubles mentaux.

A son entrée à l'hôpital le 13 septembre 1895 on constate un
léger ptosis de la paupière supérieure gauche, ptosis plutôt appa-
rent puisque les mouvements d'élévation de cette paupière paraissent assez bien conservés. La musculature externe de l'œil gauche paraît intacte et ses mouvements sont conservés, tandis que
les mouvements seuls d'élévation et d'abaissement de l'œil droit
paraissent limités et difficiles. Les hémorragies et ecchymoses
sous-conjonctivales ont en partie disparu.

Les pupilles sont dilatées mais réagissent encore à la lumière.

Vision de l'O. D. = o.

Vision de l'O. G. = 1/5.

A l'examen ophtalmoscopique, on trouve une atrophie blanche
de la papille droite; et à gauche une papille étranglée avec
bords flous, vaisseaux tortueux et cachés par place par des
exsudats.

Enfin une constatation importante est la suivante. On sent à la palpation l'os frontal déformé et faisant saillie dans la cavité orbitaire. La voûte orbitaire est abaissée d'environ 1 centimètre et le rebord osseux est irrégulier, saillant en avant, très épais et douloureux à la pression.

Le malade, revu six mois après, présentait une exophtalmie directe pulsatile à droite.

Depuis le malade n'a plus été vu, mais nous avons appris qu'il est mort subitement en conduisant une voiture au mois de mai 1900.

CHAPITRE V

ETUDE CLINIQUE DES LÉSIONS DU NERF OPTIQUE

Soit à la suite d'un traumatisme ordinaire, coup ou chute sur la tête, soit à la suite d'un coup de feu ou d'une chûte sur les pieds ou les ischions, soit enfin à la suite d'une plaie pénétrante de l'orbite, on peut, après avoir constaté des symptômes plus ou moins nets, de fractures de la base, trouver quelques heures, quelques semaines ou quelques mois après, des troubles oculaires sensitivo-sensoriels ou musculaires.

Nous n'avons à nous occuper ici que des troubles sensoriels, en rapport avec l'état de conductibilité du nerf optique ; tout en reconnaissant la grande valeur séméiologique des autres symptômes : paralysies musculaires, troubles de la sensibilité et de ceux en rapport avec la commotion ou contusion cérébrale, symptômes qui nous facilitent dans une très large mesure, le diagnostic à la fois positif et topographique de la fracture de la base.

Le nerf optique n'est qu'un simple conducteur des impressions lumineuses perçues par la rétine, intermédiaire obligé entre le phénomène physique des vibrations de l'éther et le phénomène physiologique de l'excitation nerveuse : ceci est tellement vrai, que la papille optique constitue le *ponctum cæcum* des physiologistes, qu'on met facilement en évidence, par l'expérience de Mariotte.

En conséquence, la section ou bien une compression énergique du cordon optique, amène fatalement l'interruption de la conductibilité centripède de ce dernier, d'où cécité complète.

Mais la section ou la déchirure peut n'intéresser que quelques faisceaux seulement, de même, la compression peut limiter son action, à un point déterminé de la circonférence du nerf : dans ce cas, c'est une diminution simplement de l'acuité visuelle qu'on observera.

Cette dernière est toujours en rapport avec la localisation anatomique de la lésion du tronc nerveux et la distribution des fibres lésées sur la rétine et la papille ; elle se traduit le plus souvent par une simple lacune, dans le champ visuel, ou scotome, qui peut parfois par son étendue, simuler une véritable hémiopie monoculaire. Nous disons simuler, car l'hémiopie par lésion du nerf optique est un symptôme, sinon impossible, du moins exceptionnellement rare.

L'amblyopie donc, constitue la manifestation clinique la plus importante, l'unique même, on pourrait dire, par laquelle se traduit une lésion du nerf optique.

Mais l'amblyopie n'est qu'un syndrome clinique, dont l'analyse extrêmement importante comprend : l'étude de la vision centrale, de la vision périphérique ou champ visuel et enfin la question des couleurs.

Chercher cependant à faire l'étude séparée de chacune

de ces parties constituantes du syndrome amblyopie, ne serait, croyons-nous, guère clinique, puisque ces troubles visuels évoluent d'une façon à peu près parallèle, synchrone, simultanée.

C'est donc plutôt à l'époque d'apparition de ces troubles, qu'il faudrait s'adresser et, sous ce rapport, les amauroses par lésion du nerf optique, consécutives aux fractures de la base, se montrent sous les trois aspects ci-après :

1° Elles suivent immédiatement l'accident et persistent ensuite sans changement.

2° Elles suivent immédiatement le traumatisme, mais diminuent ou disparaissent plus tard.

2° Elles n'apparaissent qu'un certain temps après la blessure.

I. *Les amauroses immédiates et incurables* sont produites par des lésions immédiates et non susceptibles de réparation. Telles sont les déchirures, les écrasements du tronc nerveux par des esquilles déplacées, soit de la voûte de l'orbite, soit de la voûte du canal optique. Mais la compression par un épanchement sanguin de l'espace intervaginal de Schwalbe peut produire aussi une perte subite de la vision. Ici cependant des conditions plus favorables à une amélioration ou même à une guérison se rencontrent par résorption possible du liquide si les fibres nerveuses ne sont pas absolument détruites.

L'amaurose est le plus souvent unilatérale. « Une amaurose typique d'un seul œil, dit Nuel, est toujours le signe d'une lésion du nerf optique » ; mais elle peut être quelquefois bilatérale et alors ce n'est point à une lésion des deux nerfs optiques qu'il faudrait rapporter l'accident, mais bien plus à une lésion du chiasma ou des bandelettes optiques, telle qu'une compression, par exemple, par un épanchement intra-cranien. Il est, en effet, sinon impossible, du moins peu probable, qu'un double épanchement sanguin vaginal ait pu se faire et causer cette cécité double, de même qu'il est difficile de toujours faire intervenir une fracture des deux voûtes orbitaires ou des deux canaux optiques. Toujours est-il que c'est tantôt immédiatement après l'accident, tantôt quelques heures après que la perte de la vision est constatée. Elle atteint presque toujours l'œil correspondant au côté traumatisé de la tête. Berlin, après une analyse de faits nombreux, a trouvé 27 fois une amaurose unilatérale immédiate correspondant au côté lésé et 1 fois seulement du côté opposé à la lésion. Cette cécité peut être absolue ou relative.

Quant à l'examen ophtalmoscopique pratiqué à ce moment, il est le plus souvent négatif; en effet, la dégénérescence wallérienne des fibres nerveuses, qui est le résultat d'une section ou d'une déchirure, n'a pas eu le temps de se manifester par la décoloration de la papille; il en est de même de l'œdème dans le cas de compression du nerf par un épanchement intra-vaginal.

Ce n'est donc que par un examen ophtalmoscopique ultérieur qu'on trouvera les signes d'atrophie ou d'œdème de la papille; nous en reparlerons plus loin.

II. *Les amauroses immédiates et curables* sont le plus souvent le résultat d'une simple compression du nerf optique par un épanchement sanguin se formant, soit dans l'orbite, soit dans la gaine du nerf optique,

soit encore dans la cavité cranienne. La résorption de
ces épanchements peut amener la guérison complète
ou bien une simple amélioration. Les épanchements
intra-orbitaires et intra-craniens se résorbent beaucoup
plus facilement que ceux de l'espace vaginal de
Schwalbe, à cause de la pauvreté vasculaire des enveloppes de ce dernier.

D'ailleurs, dans ces cas d'amaurose par épanchement
sanguin, la nature même de la compression exercée
sur le nerf visuel nous permet de comprendre qu'au
lieu d'une cécité absolue et définitive, nous ne rencontrions souvent qu'une amblyopie relative avec rétrécissement du champ visuel.

L'amélioration suit la résorption de l'épanchement ;
l'acuité visuelle se relève petit à petit, en même temps
que le champ visuel s'élargit et l'achromatopsie dispa-
raît avec parfois, mais pas toujours, rétablissement
complet de la vision.

L'examen ophtalmoscopique, comme dans les cas
d'amauroses immédiates et incurables, peut être négatif s'il est pratiqué quelques heures seulement après
l'accident ; par contre, un examen ultérieur pratiqué
quelques jours ou quelques semaines après, nous
fournira les signes d'un œdème de la papille qui font
rarement défaut dans la compression par épanchement
intra-vaginal.

III. *Les amauroses secondaires ou tardives* recon-
naissent pour cause soit la formation d'un cal plus ou
moins volumineux, qui vient comprimer le nerf optique dans son passage à travers le canal homonyme,
soit d'après Berlin, une inflammation secondaire des

méninges où du cerveau. Cette dernière opinion avait
été déjà émise depuis longtemps par de Graefe et
défendue par Manz. Mais il fallait la découverte de
l'ophtalmoscope pour permettre de reconnaître les
altérations des membranes profondes de l'œil et du
nerf optique caractéristiques des processus inflamma-
toires intra-craniens. Faut-il pourtant faire remarquer
que très souvent les signes de cerébrite ou de ménin-
gites font complètement défaut ?

Ici, la marche des troubles visuels est absolument
progressive. On trouve, en effet, à côté de la diminution de l'acuité visuelle un rétrécissement concentrique
et très régulier du champ de la vision périphérique
avec de la dyschromatopsie ou de l'achromatopsie qui
est même un des symptômes les plus précoces de la
névrite optique. C'est le rouge et le vert qui disparaissent les premiers et que le malade prend pour du
gris, la dyschromatopsie pour le bleu ne survient
qu'après.

L'examen des couleurs ne doit jamais être négligé,
surtout dans les cas douteux et difficiles où les altérations de la papille ne sont pas encore suffisamment
nettes, pour que leur constatation seule puisse, avec
les signes subjectifs dont le malade se plaint, nous
permettre de poser le diagnostic de névrite ou d'atrophie. De même, n'oublions pas qu'il n'y a pas parité
entre les troubles fonctionnels et les lésions papillaires.
Certains sujets jouissent d'une vision très bonne et
présentent une papillite très prononcée ; d'autres, avec
une papille normale, accusent une cécité parfois complète. On peut encore constater des désordres fonc-

tionnels variables, mais en rapport avec le rôle physiologique de conducteur des impressions lumineuses réservé au nerf optique. Tel l'élargissement de la tache de Mariotte que peut produire nettement la tuméfaction de la papille.

L'évolution et la marche des accidents amblyopiques varient suivant les cas. Tantôt tous les moyens thérapeutiques pour enrayer le mal échouent, l'affection continue à évoluer et, tôt ou tard, la cécité devient complète. Tantôt, soit sous l'influence du traitement, soit spontanément, l'affection s'arrête ou rétrocède. laissant après elle une simple diminution de l'acuité visuelle ou un simple scotome en rapport avec la partie des fibres dégénérées.

A l'examen ophtalmoscopique, on trouve le plus souvent au début des signes de névrite et, plus tard, si une amélioration ne survient pas, une atrophie soit totale soit partielle du disque optique.

Nous fûmes très bref dans l'étude des signes ophtalmoscopiques et cela à dessein, car nous croyons que leur importance est assez grande pour leur consacrer un chapitre à part. Toujours est-il que, quelle que soit la lésion qui a intéressé le nerf optique dans une fracture de la base, qu'il s'agisse d'une section, d'une attrition ou d'une simple compression, elle finit toujours et après un temps plus ou moins long, à produire des modifications du côté de la papille et de la rétine, ayant la valeur d'une véritable signature anatomique de l'affection. Quelles sont ces modifications ? C'est la névrite optique, c'est l'atrophie papillaire, ce sont les hémorragies papillaires ou papillorétiniennes.

I. La *névrite optique* se présente à l'ophtalmoscope sous deux formes principales :

a) La première forme, la névro-rétinite descendante ou papillite est caractérisée par une rougeur intense, une hyperhémie du disque papillaire, mais sans gonflement appréciable. Ses bords sont peu nets, flous et irréguliers, noyés dans un halo, une infiltration grisâtre apparaît, qui se propage un peu plus loin dans la rétine et le long des vaisseaux, la papillite se complique de rétinite, c'est alors une papillo-rétinite.

On y rencontre aussi de petites taches blanchâtres dues à la sclérose ou à la modification graisseuse des fibres nerveuses, et quelquefois même des altérations de voisinage de la tache jaune (figure étoilée composée de petits points ou de lignes blanches rayonnantes) que l'on observe habituellement dans la rétinite albuminurique.

La deuxième forme constitue l'œdème de la papille ou papille étranglée (strauungspapille) ; elle est sous la dépendance surtout des troubles circulatoires. La forme de cette papillite est tout à fait caractéristique, c'est elle qui a été désignée sous le nom de papille en bouton : c'est l'image d'une tête d'insecte, les prolongements rétiniens faisant les antennes[1]. La papille fortement proéminente, avec des bords très escarpés, a une coloration d'un rouge grisâtre, trouble, sans limite précise. Ses veines sont très dilatées et flexueuses, tandis que ses artères sont devenues filiformes. La saillie

---

[1] Poncet, professeur agrégé au Val-de-Grâce. *Traité des maladies des yeux* de Wecker et Landolt, p. 456.

de la papille est réelle et peut être mesurée approximativement à l'image droite, si l'on se rappelle qu'une différence des trois dioptries dans les lentilles nécessaires pour voir nettement ses différentes parties correspond à peu près à une saillie de 1 millimètre.

Quelquefois on voit des hémorragies papillaires ou papillo-rétiniennes, car les parties les plus voisines de la rétine participent à l'inflammation.

La gêne circulatoire que nous avons notée plus haut fait que le sang pénètre difficilement dans la partie terminale de l'artère centrale ; aussi, les branches qui émergent du centre de la papille, paraissent moins pâles et affaissées. De son côté la veine, dont le calibre est rétréci au niveau du point comprimé, ne peut plus dégorger assez vite le sang qu'elle reçoit des capillaires rétiniens : elle devient alors noirâtre, tortueuse, gonflée.

En somme, une large plaque voussurée représente la papille, dont les bords frangés et irréguliers s'affaissent insensiblement ; les fibres nerveuses voisines sont boursouflées et exhaussées. Au milieu des stries grises et rouges, les grosses artères centrales disparaissent, les veines tortueuses plongent en certains points et émergent en d'autres : des extravasats sanguins tachent ce placard en gerbes rouges ; ailleurs et plus tardivement on trouve des foyers de tâches grises ou blanches qui agglutinent les stries et les font disparaître ainsi que les vaisseaux de divers calibres.

L'inflammation peut s'étendre jusqu'à la région péri maculaire ; on observe dans ces cas, au pourtour de la macula des stries rouges puis, des exsudats blanchâtres formant des groupements variés.

Au microscope on trouve des lésions anatomo-pathologiques qui nous expliquent l'hyperémie ou la propulsion papillaire constatée à l'image ophtalmoscopique. Il y a tuméfaction œdémateuse des fibres nerveuses, périnévite, hyperplasie du stroma, infiltration des gaines périvasculaires accompagnées de l'immigration des leucocytes ; on constate parfois de l'hydropisie des gaines. Si les phénomènes morbides s'arrêtent là, le retour à l'état normal peut s'effectuer.

Dans le cas contraire, l'œdème de la papille se termine par l'atrophie : la congestion papillaire diminue, l'infiltration se résorbe et la papille s'affaisse. Les veines diminuent de calibre, sont moins serpentines, elles sont moins noyées dans l'œdème papillaire, mais apparaissent encore voilées par un nuage ; les autres se distinguent mieux, les taches hémorragiques et les exsudats blanchâtres se résorbent et disparaissent, mais longtemps encore subsiste un trouble péripapillaire masquant le pourtour du disque optique.

Enfin, petit à petit, l'atrophie s'installe, atrophie secondaire facile à reconnaître de l'atrophie primitive par les caractères sus-mentionnés.

II. *Atrophie de la papille* — L'atrophie papillaire a des signes très reconnaissables à l'ophtalmoscope et très caractéristiques : elle est tantôt secondaire ou postnévritique, tantôt primitive et peut, dans l'un comme dans l'autre des deux cas, être totale ou bien partielle, c'est-à-dire n'intéresser qu'un segment du disque papillaire.

Trois signes fondamentaux la caractérisent.

a) La décoloration : cette modification consiste

dans la disparition de la couleur rose, teinte normale d'une papille saine, elle résulte essentiellement de la disparition des capillaires.

Au début le secteur nasal normalement plus vasculaire que le secteur temporal se confond avec ce dernier comme teinte, puis l'atrophie envahit toute la papille, celle-ci devient blanc grisâtre, blanc bleuâtre, permettant de voir la lame criblée scléroticale. Quand l'atrophie est complète, la papille est blanche comme une feuille de papier, c'est le pain à cacheter. Ailleurs existe un certain chatoiement par l'éclairage qui donne à la papille l'aspect nacré de la porcelaine ou de l'aponévrose.

Cependant, au début, il est important de comparer les deux papilles, l'affection étant généralement unitérale à cette période-là. Se souvenir aussi que chez les chlorotiques, la papille est bien décolorée, de même que cette décoloration peut se déclarer en quelques heures à la suite d'hémorragie très abondante.

Nous devons noter que le disque papillaire devenu blanc se détache avec une grande netteté dans le fond de l'œil, se détachant sur l'anneau choroïdien et sur le plan rétino-choroïdien qui l'entourent : les gros vaisseaux centraux sont particulièrement visibles dans la papille blanche atrophique, et on peut les poursuivre jusqu'à leur émergence de la lame criblée.

b) L'excavation atrophique : c'est un changement de niveau du disque papillaire. En effet, progressivement les fibres nerveuses, les capillaires, et la névroglie disparaissant en raison même de ce processus atrophique, il en résulte une diminution réelle du volume du nerf et

un affaissement de la papille. L'anneau sclérotical mis
à nu par l'atrophie des .fibres nerveuses ressort avec
un éclat particulier et,plus la papille sera affaissée,plus
l'anneau paraîtra saillant.

Cette excavation porte sur la totalité de la papille
mais ne s'accompagne jamais de refoulement de la lame
criblée, laquelle ne subit aucune modification et constitue le fond de l'excavation. Elle est donc totale,
caractère qui la différencie de l'excavation physiologique toujours partielle; elle est peu marquée compa-
rativement à celle du glaucome où la lame criblée
est déprimée en arrière par l'hypertension intra-oculaire. L'excavation atrophique s'opère très lentement
par affaissement progressif du tissu papillaire atrophié,
aussi ses bords sont mousses et lui donnent l'aspect
d'une cupule, d'un godet. L'excavation se continue
avec l'anneau scléral, sans arête circonférentielle, ce
n'est plus comme dans le glaucome la forme du chaudron
avec bords abrupts et incurvés. Dans l'excavation
atrophique on reconnaît une papille blanche, parfois
avec treillis un peu grisâtre qui montre les tractus de la
lame criblée. Souvént, à la périphérie, on note une
auréole de choroïdite atrophique circonscrivant la
papille.

On reconnaît l'excavation qui se produit au niveau
de la papille atrophique par l'examen des bords où les
vaisseaux peuvent être coudés ou interrompus ; leur
incurvation est ordinairement légère, ce n'est pas le
vrai crochet comme dans le glaucome.

Le déplacement parallactique, puisque les fonds et
les bords ne sont pas dans le même plan, nous montre

que l'image du fond de l'excavation est en retard sur celle du bord.

En outre, le fond de l'excavation est doué d'une réfraction myopique, ce que l'on constate, en relâchant son accommodation par l'examen comparatif avec le plan rétinien voisin.

Une différence de réfraction de moins trois dioptries nous indique une excavation de 1 millimètre.

c) Rétrécissement et disparition des vaisseaux rétiniens. — Ce phénomène n'accompagne pas toujours l'atrophie blanche. On peut dire qu'en général la décoloration blanche de la papille, due principalement à l'oblitération des capillaires, s'accompagne aussi de rétrécissement des gros vaisseaux rétiniens qui peuvent devenir filiformes.

La sclérose vasculaire se localise très longtemps, uniquement sur les troncs papillaires. En conséquence, la colonne sanguine en ces points prend une coloration plus pâle que normalement. La comparaison avec l'autre œil, s'il est sain, aidera beaucoup dans cette appréciation, et on doit se rappeler que l'artère ayant un calibre d'un tiers en moins que celui de la veine, c'est en comparant le volume de ces deux vaisseaux, artères et veines, que l'on pourra affirmer le rétrécissement externe.

III. *Hémorragies :* Les hémorragies du fond de l'œil sont en général d'un diagnostic ophtalmoscopique facile. Elles siègent soit exclusivement sur la papille d'où le nom de papillaires, ou bien elles envahissent la papille et la rétine à la fois et prennent le nom de papillo-rétiniennes ; leur constatation après un traumatisme du crâne acquiert une valeur diagnostique très grande.

Un épanchement sanguin de faible importance se faisant dans l'épaisseur du nerf optique (hémorragie interstitielle) se traduira à l'examen ophtalmoscopique par une ou plusieurs petites taches sanguines papillaires, et plus tard par de petits grains pigmentaires qui seront difficiles à distinguer sans commémoratifs d'une pigmentation congénitale ; si l'épanchement est plus considérable, il peut suivre les fibres nerveuses et donner lieu à de vastes nappes hémorragiques qui s'infiltrent jusqu'au vitré.

L'hémorragie qui se produit dans l'intérieur des gaines (hématome des gaines) se traduit surtout par des phénomènes de compression du nerf optique. Rappelons que les autopsies ont démontré que l'hématome intra-cranien se continuait sans interruption avec l'hématome vaginal. Les signes subjectifs d'une hémorragie des gaines apparaissent soudainement et consistent en sensations lumineuses rapidement suivies d'une cécité brusque, complète ou partielle, définitive ou temporaire ; quant aux signes ophtalmoscopiques, ce sont tantôt des hémorragies papillaires ou papillo-rétiniennes, tantôt il n'y a pas d'hémorragies, mais présence d'un anneau rougeâtre tout autour de la papille ou bien d'une nappe sanguine péri-papillaire bien visible à l'ophtalmoscope ; une suffusion opaline voile le disque optique et s'étend sur la rétine suivant le parcours des vaisseaux : les veines ont leur aspect normal ou bien elles sont légèrement turgescentes et tortueuses ; les artères sont pâles et affaissées, le sang ne pénètre qu'en petite quantité au moment de la

systole cardiaque. Dans la suite si la compression persiste, les artères finissent par devenir exsangues et
filiformes, comme dans le cas. d'embolie de l'artère
centrale.

Si, dans quelques cas, la vision peut redevenir normale par résorption de l'épanchement, il n'en est pas
moins vrai que la cécité peut survenir : on constate
alors une atrophie blanche de la papille sans qu'elle
soit nécessairement accompagnée de reliquats hémorragiques, c'est-à-dire de pigmentation.

Nous terminerons ce chapitre par quelques mots sur
le diagnostic, le pronostic et le traitement des lésions
du nerf optique.

Le diagnostic, au cours d'une fracture de la base du
crâne, ne manque pas de nous présenter parfois des
difficultés insurmontables, car, assez souvent, les signes
propres à la fracture peuvent faire complètement défaut. Lorsque les principaux signes de fracture de la
base existent, nous permettant de poser, avec autant
de certitude qu'il est permis d'en avoir en clinique, le
diagnostic de fracture, il nous est facile, dans ce cas,
si le malade présente des troubles visuels, de soupçonner une lésion du nerf optique ; d'autant plus que l'uni-
latéralité de ces troubles est un signe en faveur d'une
lésion localisée au nerf optique.

Il y a des cas, cependant, où les signes des fractures
font complètement défaut : pas de perte de connaissance,
pas d'hémorragies, ni nasales, ni auriculaires ; pas d'ecchymoses, traumatisme léger et cependant le malade
présente une cécité plus ou moins complète.

Dans l'un comme dans l'autre cas, il ne suffit pas de

soupçonner l'existence d'une lésion du nerf optique, il faut, par une analyse complète des symptômes, chercher à déterminer autant que possible la nature même de la lésion.

La perte soudaine de la vision, la constatation des phénomènes de stase papillaire à l'ophtalmoscope, la présence d'un anneau rougeâtre tout autour de la papille, voilée, cachée par une sorte de halo, parfois même la présence des quelques petites hémorragies papillaires ou rétiniennes, nous permettront de porter le diagnostic d'hématome de la gaine : c'est à l'aide de ces signes, que M. le Dr Jacqueau porta le diagnostic d'hématome de la gaine, diagnostic confirmé par l'autopsie (obs. VII).

Par contre, l'apparition tardive de la cécité plaiderait en faveur, soit d'un cal osseux, comprimant le nerf, soit d'une plaque de méningite localisée.

Enfin la dégénérescence limitée à un seul faisceau, se traduisant à l'examen ophtalmoscopique par une atrophie partielle du disque optique, plaiderait en faveur d'une compression ou d'une déchirure partielle produite par une esquille osseuse.

Quant au pronostic, il varie suivant la nature de la lésion : en effet, lorsque le nerf optique a été complètement sectionné, la dégénérescence, entrainant avec elle la cécité, est fatale.

Si le nerf optique n'a été que partiellement sectionné la dégénérescence consécutive, quoique définitive, n'entraînera qu'une lacune du champ visuel, un scotome.

Si, au contraire, le nerf optique est simplement

comprimé, le pronostic dépendra de la résorption plus ou moins complète et plus ou moins rapide de l'épanchement.

Le traitement des lésions du nerf optique dans les fractures de la base se réduit malheureusement à peu de chose. On ne peut songer ici à la décompression du nerf, dans le cas d'esquille, en relevant le fragment osseux comme cela se fait pour les nerfs périphériques ; sa situation profonde ne permet guère des tentatives de ce genre.

Le débridement aseptique de la gaine peut être tenté, lorsqu'on est sûr d'avoir affaire à un épanchement.

Dans le cas de stase papillaire, on aura recours aux émissions sanguines, ventouses, sangsues ; à la dérivation intestinale et aux sudorifiques.

Enfin, lorsque les signes d'atrophie du nerf optique auront apparu, on pourra essayer pendant quelque temps, sans grand espoir de succès d'ailleurs, les courants continus et la strychnine en granules ou en injections hypodermiques.

Il est certain que si l'on avait affaire à un syphilitique, il ne faudrait pas oublier le traitement antisyphilitique.

CONCLUSIONS

1° Fréquence très grande des fractures de l'étage anté-rieur dans les fractures de la base du crâne : en compulsant 256 observations des fractures de la base du crâne, publiées par divers auteurs, nous relevons une proportion de 62 pour 100 des fractures de la voûte de l'orbite.

2° Fréquence des lésions du canal optique dans les fractures de la voûte orbitaire : von Hölder a trouvé une proportion de 70 pour 100.

3° Les fractures du canal optique sont bien plus souvent fissuraires qu'esquilleuses.

Dans la fracture fissuraire, le trait, en général, antéro-postérieur s'étend du trou sus-orbitaire à la paroi supérieure du canal optique où il se termine.

Cette fissure est ordinairement simple, mais quand elle atteint la voûte du canal optique, elle peut se bifurquer, et on constate alors une fissure sur la paroi supérieure du canal, et une autre sur la paroi inférieure et interne.

On a vu le trait de fracture contourner l'apophyse clinoïde antérieure en passant par son côté externe.

4° La fracture peut s'irradier d'un côté de l'étage

antérieur à l'autre, en intéressant la lame criblée dans sa moitié postérieure et léser le canal optique du côté opposé.

5° La fracture du canal optique est presque toujours accompagnée, comme l'a montré Hölder, d'épanchement des gaines du nerf optique : nous donnons un cas (obs. VI) de fracture occipito-pariétale, accompagné d'épanchement sous-dure-mérien, ayant fusé dans les gaines du nerf optique jusqu'à la lame criblée.

6° Importance de l'examen ophtalmoscopique pour le diagnostic d'un épanchement sanguin intra-cranien et pour le pronostic au point de vue de la vision, dans tous les cas de traumatisme du crâne.

7° Malgré l'absence des troubles oculaires immédiats et la bénignité des symptômes produits par le traumatisme, faire des réserves dans tous les cas de traumatisme du crâne qui peuvent être suivis de cécité quelques semaines ou quelques mois après l'accident.

BIBLIOGRAPHIE

Abadie, Traité des maladies des yeux.

Aldamkiewitz, De la stase papillaire, sa valeur diagnostique dans les chocs du crâne. (Zeitsch. f. kl. Med., XXVIII 1 et 2.)

Badal, Paralysie traumatique des muscles de l'œil. Amaurose. Diplopie. (Gaz. hebd. sc. méd., Bordeaux, 1880, 1881.)

Ballet, Recherches anatomiques et cliniques sur le faisceau sensitif et les troubles de la sensibilité dans les lésions du cerveau. (Th. de Paris, 1881.)

Barker, A case of heaudinjary followed by complication affecting the cranial nervi (British. mod, 1897, 2ᵉ vol. p. 401.)

Bernard, Diagnostic des paralysies du nerf M. O. C. (Th. de Paris, 1898-1899.)

Berlin, Deutsch. med. Wochenschr., 1879, n° 43, p. 56.

Bernède, De l'amaurose traumatique. (Th. de Paris, 1883).

Bertheraud, Des plaies par armes à feu, de d'orbite, (Ann. d'ocul., t. XXVI, p. 99, 1851.)

Bochefontaine, Recherches expérimentales pour servir à l'étude des lésions traumatiques de l'encéphale. (Soc. de bio-logie, 1882, p. 741.)

Boullet, Lésions traumatiques de la base du crâne. (Th. de Paris, 1878.)

Brissaud, La fonction visuelle et le cuneus. (Ann. d'ocul., 1893, p. 321.)

BRAQUEHAYE et CHIPAULT, Etude graphique sur les fractures indirectes de la base du crâne. (Arch. de méd., sept. et déc. 1895.)

BRUCKNER, Ein fall von doppelseitiger homonyme hemianopsie erhaltung cines Kleineus gesichtsfelds nach complicater schadel fractur in der gergend des hinterhanptheine. (Th. Giessen, 1897, 1898.)

BRISTOWE, Névrite optique double, après une hémorragie cérébrale. (Recueil d'ophtalmie, p. 265, 1886.)

BRADFORT et SCHMITII, 91 cas de plaies du crâne, par coup de feu. (Boston med., 15 octobre 1891.)

BOUCHUT, Diagnostic des maladies du système nerveux par l'ophtalmoscope, 1 vol. avec atlas, Paris, in-8°, 1866.

—   Du diagnostic des affections cérébrales aiguës par l'ophtalmoscope. (Gaz. des hôp., 15 juillet 1867.)

—   De la cérébroscopie. (Gaz, des hôp., p. 97, ch. III,

—   1871.) Des signes ophtalmoscopiques différentiels de la commotion et de la contusion cérébrale. (Gaz, des hôp., p. 667 et 977, 1875.)

—   Cérébroscopie. Diagnostic immédiat de la méningite par l'ophtalmoscope en l'absence de tout renseignement. Paris. méd., p. 163, 1879.

—   Blessure de l'orbite, Traité des maladies des nouveaunés. Paris, 2ᵉ édit, 1862.

—   De la méningite étudiée à l'ophtalmoscope. (Gaz des hôp., n° 118, 1862.)

BULL, Papillite. Étiologie, ses rapports avec les affections intracraniennes (New-York med., 21 février 1891).

BRUNS, Névrite des nerfs craniens à la suite d'une fracture de la base du crâne (Arch. f. Psych. und Nerwenkz XX Heft, t. II, p. 495, 1889).

CAIRON, Considérations sur quelques traumatismes de la région latérale du crâne. (th. de Paris, 1889.)

CATIIALA, Des fractures du crâne et en particulier du rocher (th. de Paris, 1875).

CHAUVEL, Des amblyopies traumatiques, hémiopie horizontale de

l'œil droit, suite d'un coup de fleuret à l'angle de
l'orbite. (Gaz. hebdom de méd., Paris, 1882, p. 87.)

CHASSAIGNAC, Lésions traumatiques du crâne et des parties qu'il
contient (th. de Paris, 1842).

CHEBOLDAEFF, Symptômes orbitaires dans les fractures de la
base du crâne (th. de Paris, 1893).

CHEVELLEREAU, Recherches sur les paralysies oculaires consécutives aux traumatismes cérébraux (th. de Paris, 1879).

CHIPAULT et BRAQUEHAYE (v. plus haut Br.)

— Fractures indirectes du crâne.

— Neurologie chirurgicale.

COCCARD, Symptomatologie des fractures de la base du crâne
(th. de Paris, 1897-98).

COINC, Contribution à l'étude des symptômes oculaires dans les
maladies du système nerveux central (th. de Paris,
1878).

COLLIN, Nouvelle théorie sur le mode de production de la contusion cérébrale. (Th. de Bordeaux, 1895-96, n° 1.)

DALZIEL, Fractures de la base du crâne, Glasgow, méd. chir.
Soc., 9 mars 1888.

DAMONT, Des amauroses traumatiques. (th. de Lyon, 1870).

DECHAMBRE, Dictionn. article orbitre.

DELACROIX, Un millier des traumatismes de l'œil. Principaux
traumatismes industriels (Associat. française pour
l'avancement des sciences, 1881, IX, 996-1007).

DEROUBAIX, De la lésion de certains nerfs considérés comme
moyen de diagnostic des fractures de la base du crâne
(Bull. Acad. med. Belgique, n° 12, p. 740).

DUCHAINE, th. de Paris, 1890, n° 328.

DUMONT, Fractures de la base du crâne. Atrophies de nerfs
optiques (Bull. de la Clinique des Quinze-Vingts, 1886,
n° 2, p. 84).

DUPONT, Bull. Acad. Med. Belgique, 1880 (Rev, Soc. med. de
Hayem).

DUPLAY, Les Traumatismes cérébraux (Archiv. med., 1879,
p. 68-192).

Duplay et Reclus, Traité de Chirurgie, 1891.

Duprat et Patry, Revue de Chirurgie, octobre 1897.

Duret, Des traumatismes du crâne. Étude expérimentale et
clinique, 1878 (Thèse d'agrégation, 1878).

Favier, Fractures de la base du crâne. Ecoulement intermittent
du liquide céphalo-rachidien par le nez (Gazett, hebdom. de Paris, 4 juin 1892).

Félizet, Recherches anatomiques et expérimentales sur les fractures du crâne (th. de Paris, 1873).

Féré, Contribution à l'étude des troubles fonctionnels de la
vision par lésion centrale (amblyopie croisée et hémianopsie (th. de Paris, 1882).

Flammer, Ein beitrage zur Kasuistik der schadelbasis frak-
kturen (th. de Berlin, 1895-96).

Forstemann, Uber die duret die lahinuger von gehirnnerven
gestattetem rukschlusse auf den Sity oderden verlaef
des basis fracturen (th. de Iena, 1886).

Föerster, Mensuration du champ visuel monoculaire des
diverses maladies de la rétine et du nerf optique. (Congrès d'ophtal. de Paris, 1868, p. 25).

Fano, traité des maladies des yeux.

Foveau de Courmelles, Les rayons X en optique et en ophtalmologie. (Recueil d'ophtal., 1878, p. 44).

Galezowski, Aperçu sur les atrophies de la papille et leur étiologie (Journal des ophtalmologies, 1872, p. 13).

Gangolphe, Note sur la paralysie de M. O. E. consécutive aux
traumatismes.

Génouville, Fracture de la base du crâne avec paralysie du
M. O. E., autopsie. (Archiv. d'ophtal., février 1873).

Gérard-Marchand, th. de Paris, 1881.

Grand, De l'hémianopsie horizontale (th. de Lille, 1896-97,
nº 18).

Graux, De la paralysie du M. O. E. avec déviation conjuguée
(th. de Paris 1878).

Grasset, Séméiologie clinique de la vision (voies nerveuses intra-
craniennes) (Leçons cliniq., 1895-98, p. 419).

Guillot, Contribution à l'Etude des tumeurs méningo-encéphaliennes (th. de Lyon, 1897-98, n° 151).

Gayat, Vision persistante avec les signes d'atrophie du ner-optique (Lyon médic., n° 15, 1873).

Gayet, Fracture directe de l'orbite, chemosis considérable limité à la paupière inférieure. Guérison (Lyon méd. n° 5, 1878).

Galezowski, De l'atrophie traumatique de la papille (Gaz. heb. dom., p. 54, 1888).

— Le diagnostic des maladies des yeux par le chromatoscope rétinien (Paris, in-8, p. 267, 1868).

Gilet de Grandmont, De l'examen ophtalmoscopique, comme moyen de diagnostic dans certaine affection de l'organisme et en particulier dans les cas de tumeurs de l'encéphale (Gaz. des hôp., n° 19, p. 73, 14 févrirer 1861).

Guemonfrex, Troubles nerveux consécutifs à une fracture du crâne, atrophie du nerf optique gauche (Gaz. des hôp., 13 février 1893).

Hécquin, De l'atrophie traumatique de la papille (th. de Paris 1874.

Henschen, De l'anatomie des voies optiques au point de vue du diagnostic, Upsala lakaseforomings Johrand lingon. nov. 1893.

Hölder, 126 autopsies de sujets présentant des fractures du crâne avec lésions du canal du nerf optique (Congrès d'Heidelberg 1879 (Recueil d'ophtalmol., 1898, p. 94).

Husson, Contribution à l'étude de la sensibilité lumineuse et de la sensibilité chromatique dans les inflammations et les atrophies du nerf optique (th. Paris, 1886-87).

Jacobi, Ophtal. Befund bei fractura basi Cranii (Arch. opht., t. XIV, p, 147).

Jacquau, Des troubles visuels dans leurs rapports avec le chiasma. (Th. de Lyon, 1896-1897, n° 18.)

Keen, New-York med assoc. (Med. New., novembre 1890.)

Kirmisson, Manuel de pathologie externe.

Koeller, Fracture de la base du crâne avec paralysie unilatérale du M. O. E. Guérison de la fracture. (Berlin kc. Wok. p. 433, 1891.)

Koller, De la cécité immédiate d'un œil dans certaines fractures de la base du crâne. (New-York med., p. 406, 1891.)

Lannegrace, Influence des lésions corticales sur la vue. (Archiv. de méd. expér., 1889. p. 87-289.)

Lannelongue et Mauclaire, Bul. Soc. anat. de Paris, 1892, fasc. 6.

Landolt, Du diagnostic des maladies des yeux. (Progrès méd., 1875, p. 545.)

Landolt et Wecker, Traité d'ophtalmologie.

Laver, Britisch med. Journ., 19 septembre, 1896.)

Laycock, Australien medical Journ., 15 juillet 1893. Fractures du crâne.

Leber und Deutschmann. (Arch. für. Ophtal., 1881.)

Le Baie, Th. de Paris, 1873.)

Le Fur, Bull. Soc. anat. de Paris, 1895, fasc. 17.)

Le Diberder, Th, de Paris, 1869.

Legouest, Traité de chirurgie de l'Armée, 1872.

Lelièvre, Th. de Paris, 1892, n° 239.

Leplat, Des esquilles pénétrantes dans les fractures du crâne, mécanisme, diagnostic et traitement. (Th. de Lille, 1897, n° 576.)

Lépine, Des fractures du crâne. Paralysies consécutives. (Th. de Bordeaux, 1894-95, n° 17.)

Lesine, Les lésions cérébrales dans les fractures ouvertes du crâne, 4 avril, 1898.

Longchamps, Recherches sur les paralysies oculaires consécutives aux traumatismes. (Th. de Montpellier, 1891.)

Lor, Des fractures de la base du crâne et des troubles oculaires consécutifs. (Bruxelles, 1897, Journal de méd , 21 janvier.)

Loubet, De la restauration osseuse immédiate et tardive du rebord de l'orbite. (Th. de Lyon, 1899.)

— 119 —

Luys, Fractures de la base du crâne. (Soc. Anest., 1899, 29.)

Mackenzie. Traité des maladies des yeux.

Martin, Des quelques formes curables d'amaurose. (Brit. med. Journal, 10 avril 1858.)

Mayerhausen, Troubles visuels à la suite des traumatismes du crâne. (Analyse occul., 1882, p. 167.)

Morel-Lavallée, Traitement simple dans certaines amauroses. (Bull. de thérapeutique, avril 1854.)

Malliotis, Des troubles visuels graves après les pertes de sang. (Th. de Paris, 1898.)

Malafosse, Fractures du crâne par contre-coup. (Th. de Lyon, 1890.)

Mauclaire et Lannelongue, Bull. Soc. anat. de Paris, fasc. 6.

Masson, Thèse de Lyon, 1894.

Meyssen, Les psychoses traumatiques. (Th. de Bordeaux, 1898-1899.)

Mollière (D.), Lyon médical, 1888, LVIII, p. 359.

Monod, Plaies du cerveau par balle de revolver. (Soc. de chirurgie, 1894.)

Morton, Pistol-ball wound of the brain dividing the left optic nerve in the opticforenneu meningitis (Autopsy). (Med. chir. ref. Philadelphie, 1894, XX, 351.)

Munford, Conclusions tirées de 300 cas des fractures du crâne (Boston, méd , 9 février, 1893.)

Oliver, Symptômes ophtalmiques dans un cas de fracture de la base du crâne, 4 avril 1898.

Page, Plaies de tête. Hémiplégie, dilatation pupillaire (Lancet, 20 août 1892.)

Panas, Fracture de la base du crâne. (Congrès d'Edimbourg, 1894.)

— Cécité subite consécutive à une plaie encéphalique par arme à feu.

— Nouvelles leçons sur les paralysies oculaires. (Union méd., 1885.)

— De la paralysie du M. O. E. consécutive aux traumatismes du crâne. (Arch. d'ophtalm , 1880-81, p. 3-9.)

PANAS, Contribution à l'étude des troubles circulatoires visibles à l'ophtalmoscope dans les lésions traumatiques du cerveau (Bull. d'Acad, méd., n°-12. 1876.)

PURTSCHER, (Archiv. of opht. V, 23, n° 4)

PRESCOTT-HEWET, Fracture de l'orbite occasionnée par un porte-crayon. (Ann. d'ocul. t. XX, p. 133, 1848.)

PFISTER, Ein seltener fall von schun fraktur des schadels. (Th. München, 1897-1898.)

PHÉLIPS, Diagnostic différentiel des lésions traumatiques intra-craniennes. (New-York méd., 10 novembre 1894.)

PICQUET ET DESPAGNET, Traité d'ophtalmologie.

POLIS, Recherches expérimentales sur la contusion cérébrale, (Revue de clinique, 1894, p. 273-645.)

POIRIER, Traité d'anatomie médico-chirurgicale, 1892.

— Contribution à l'étude des traumatismes du crâne chez les enfants. (Th. de Paris, 1898.)

SAVARIAUD, Fracture du crâne par balle de revolver, lésions des grosses artères de la base et de la bandelette optique (Soc. anat., 9 novembre 1894.)

SCHRÔDEL, Strabisme interne dans les traumatismes du crâne. (Méd. d'ophtalmol. de Saint-Pétersbourg, 1871, n°ˢ 7-10.)

SCHOENBERG, Opticusatrophie nach Basis Fraktur.(Th. de Berlin, 1897-1898.)

SCHMITH et BRANDFORD, 91 cas de fracture du crâne par coup de feu (Boston Med., 15 octobre 1891.)

SENERTOR, 4 cas de fractures du crâne avec lésions des nerfs (Berlin KC. Wok. 17 février 1897.)

SNELL, Atrophie des nerfs optiques consécutives à des traumatismes de la partie antérieure de la tête.

SNELL, Fracture of orbital plate of superior maxillery bone (optit. Revue, p. 401, 1882.)

SOURY, Les hémianopsies (Système nerveux central. 1897, p. 1439.)

TELLIER (Julien), Des suites éloignées des traumatismes du crâne. (Thèse à Lyon, 1891.)

Thomas, Suicidal pistol wound of Sküll destruction of right optic nerv. Extraction bullet on fourteenth day; recovery. (The Bristish medical, 1896, II, p. 1319.)

Tillaux, Traité d'anatomie topagneſique.

Tillaux, Traité de clinique chirurgicale.

Vallot, Considérations sur les contusions cérébrales et leur mode de production. (Thèse de Bordeaux, 1888,)

Viallet, Les centres cérébraux de la vision et les appareils nerveux visuel intra-cérébral. Paris, 1893, *in-8*, 350 pages.

Vieusse, De l'atrophie et de la névrite traumatiques de la papille (Revue d'ophtalmologie, p. 334, 1875.)

Vincent, Contribution à l'étude des fractures indirectes de la base du crâne

Vignard, Echo Médical de Lyon, 15 février 1898.

Voltaire, Siècle de Louis XIV, cap. IV, guerre civile, p. 296 et 311. Edition Beuchot, Paris, in 8°.

Vignard, Fractures de la base du crâne par traumatisme de la région pariétale gauche; paralysie des nerfs M. O. E. et optique du côté droit. (Gazette Médicale de Nantes, 20 nov, 1897.)

Yverd, Blessure de l'œil, 1880.

Du traumatisme, des blessures et des corps étrangers de l'œil. (Recueil d'ophtal., 1876-78-79.)

TABLE

www.ingramcontent.com/pod-product-compliance
Ingram Content Group UK Ltd.
Pitfield, Milton Keynes, MK11 3LW, UK
UKHW022311070726
13614UKWH00002B/675